Mairinger

Wir werden schlank in 12 Wochen

Elfriede Mairinger

Wir werden schlank in 12 Wochen

Verhaltenstraining und
Diätprogramm
aus der österreichischen Küche

Rudolf Trauner Verlag

Autorin: Dr. Elfriede Mairinger, A-4020 Linz, Hirschgasse 30

6. Auflage, 1992

Gesamtherstellung: Trauner-Druck, Linz
ISBN 3 85320 278 0

Inhaltsverzeichnis

Ratschläge des Arztes

Übergewicht zählt zu den wesentlichsten Krankheitsursachen unserer Zeit. Eine der einfachsten Heilmethoden könnte diese Hauptursache beheben, nämlich Gewicht abnehmen. Daß dies nicht so einfach ist, wie man meinen könnte, zeigen uns die vielen vergeblichen Bemühungen, die diesbezüglich unternommen werden.

Wir wollen versuchen, es besser zu machen, und glauben, den richtigen Weg gefunden zu haben. Zuerst einmal: Da Übergewicht eine Zivilisationserscheinung, eine Wohlstandskrankheit ist, müssen wir in unserer Zivilisation und mit unserem Wohlstand etwas falsch machen, sonst wäre es nicht dazu gekommen.

Meiner Meinung nach machen wir zwei ganz wesentliche Fehler:

1. Wir führen zu viele Joule (Kalorien) zu.
2. Wir verbrauchen zuwenig Joule (Kalorien).

Wenn wir diese Fehler beheben wollen, müssen wir an einem der beiden Punkte oder, noch besser, an beiden Punkten ansetzen, also erstens die Zufuhr einschränken und zweitens den Verbrauch steigern!

Natürlich sollten wir versuchen, die Zufuhr einzuschränken, ohne daß unser Körper Mangel leidet (z. B. Vitaminmangel) und ohne daß wir Hunger leiden. Um keinen Mangel an den Körperfunktionen zu leiden, würde es genügen, während der Zeit der Abmagerung zusätzlich Vitamine in Tablettenform (auch im Überschuß) zu sich zu nehmen. Um keinen Mangel an Wohlbefinden zu leiden (Hunger), müßte man dem Körper eine große Menge Nahrung zuführen, die jedoch nur eine geringe Menge Joule (Kalorien), aber viel Ballaststoffe (die fast unverändert wieder ausgeschieden werden) enthalten soll. Hier liegt ein sehr wesentlicher Punkt Ihrer Diät: Sie müssen Nahrungsmittel vermeiden, die sehr konzentriert sind, das sind solche, die frei von Ballaststoffen oder Vitaminen sind. Wenn Sie z. B. Zucker (raffinierten Zucker) in Form von Zuckerln oder Schokolade essen, wird von Ihrem Körper diese Substanz zum großen Teil bereits im Mund resorbiert und der geringe Rest im Magen, ohne daß dadurch der Magen ausgedehnt und gefüllt wird. Sie spüren daher kein Gefühl der Sättigung, der Verdauungsvorgang ist bereits im Magen beendet, und die konzentrierte Kalorienbombe ist resorbiert. Es besteht keine Veranlassung für den gesamten Darmtrakt, sich zu bewegen. Dadurch wird die Darmträgheit gefördert.

Ganz anders ist die Situation, wenn Sie z. B. Salat essen: Im Mund wird fast nichts aufgenommen, und die geringen Mengen an Kohlehydraten, Eiweiß und Fett beschäftigen Magen und Darm. Die große Menge

Zellulose, die nicht verdaut werden kann, sorgt dafür, daß der Darm fleißig arbeitet, um sie zu entfernen. Sie erreichen dabei einen hohen Grad an Sättigung mit beträchtlicher Verdauungsarbeit, die ebenfalls einige Joule (Kalorien) verbraucht.

Eine gute, sättigende Abmagerungsdiät soll also bewirken, daß der Körper weniger Joule (Kalorien) bekommt, als er verbraucht, daß er während des Abmagerungsvorganges seine eigenen Reserven (= Fett) abbaut, und zwar bei ausreichender Sättigung und ohne Mangelerscheinungen.

Wenn der Körper eigenes Fett verbraucht (verbrennt), entstehen Ketosubstanzen (saure Abbauprodukte), die nur mit Hilfe von erhöhter Wasserzufuhr über die Nieren ausgeschieden werden können. Daher zur Abmagerungsdiät eine weitere Forderung:

Nehmen Sie viel Flüssigkeit zu sich!

Zuletzt noch zu unserem zweiten Punkt: Verbrauch steigern! Den Verbrauch können wir nur durch mehr Bewegung steigern. Die Muskeln unseres Körpers verbrauchen dann die zugeführte Energie.

Abschließend noch eine Zusammenfassung unserer Grundsätze für die Gewichtsabnahme:

1. Möglichst unaufgeschlossene, natürliche Nahrungsmittel essen, die viel Ballaststoffe enthalten und angestrengter Verdauungsarbeit bedürfen, um aufgearbeitet zu werden.
   Vitamine schonend kochen (nicht zu heiß, kurz überbrühen).
2. Genug Flüssigkeit trinken. Es soll natürlich kalorienfreie Flüssigkeit sein.
3. Viel Bewegung machen, um viel Energie zu verbrauchen.

Da wir wissen, daß diese Vorschriften zu allgemein sind und daher ihre Einhaltung sehr schwierig wäre, finden Sie anschließend einen genauen Diätplan von 12 Wochen Dauer mit einer täglichen Joulezahl von 5.040 (= 1.200 Kalorien). Mit Hilfe dieses Planes müßten die meisten von uns ausreichend abnehmen. Die anschließende Einhaltung der allgemeinen Vorschriften wird wahrscheinlich ausreichen, das erreichte Zielgewicht zu halten.

St. Georgen/Gusen, im Jänner 1983

Dr. med. Richard Schadenböck

Einzeltraining oder Besuch von Trainingsgruppen

Es gibt nur einen Weg, Ihr Übergewicht wegzubringen: Sie essen weniger, als Ihr Körper an Energien verbraucht, und er wird darangehen, seine Reserven, nämlich die vorhandenen Fettvorräte, abzubauen.

Dieser Abbau darf nicht zu schnell vor sich gehen, damit das psychisch-physische Gleichgewicht nicht gestört wird. Die überschüssigen Fettpolster haben sich ja auch nicht innerhalb allzu kurzer Zeit gebildet.

Um Ihr erwünschtes Gewicht zu erreichen, ohne nach dem Erreichen des Zielgewichtes anschließend wieder zuzunehmen, ist es günstig, wenn Sie Ihre Eßgewohnheiten überprüfen, die Sie im Laufe Ihres Lebens erworben haben. Wenn Sie Ihr persönliches Fehlverhalten aufgespürt haben, können Sie ein neues Verhalten erlernen, das es Ihnen ermöglicht, abzunehmen und anschließend Ihr Gewicht zu halten.

Es wäre sinnlos, nur durch Verzicht innerhalb einer gewissen Zeitspanne die gewünschte Linie zu erreichen und anschließend wieder in dieselben Eßgewohnheiten zurückzufallen, weil Sie dann natürlich wieder zunehmen. Daher ist neben der Befolgung der Diätvorschläge auch ein Verhaltenstraining zu empfehlen. Sie können die nachstehend genannten Problemkreise allein überdenken und Ihr Verhalten mit Hilfe des Leitfadens überprüfen und ändern.

Wenn Sie sich aber wöchentlich mit ein paar Gleichgesinnten treffen und mit ihnen Ihre Probleme besprechen, werden Sie auf jeden Fall leichter durchhalten. Außerdem denken Sie in Krisensituationen immer wieder daran, daß Sie beim nächsten Gruppentreffen Ihre Erfolge auf der Waage vorzuweisen haben.

Das folgende Trainingsprogramm soll eine Anleitung sein, wie die wöchentlichen Zusammenkünfte von Diätgruppen ablaufen können. Wenn Sie an einer solchen Gruppe nicht teilnehmen können oder wollen, werden Sie auf den folgenden Seiten trotzdem für Ihr persönliches Schlankheitstraining wertvolle Anregungen finden. Über das Vorhandensein von Trainingsgruppen gibt Ihnen die Autorin gerne Auskunft.

Folgende **Problemkreise, die sich bei der Befolgung der Diätvorschläge ergeben,** werden im nächsten Kapitel ausführlich behandelt. Außerdem wird der Ablauf des Verhaltenstrainings in der Gruppe dargestellt, wobei für jeden Gruppenabend jeweils ein Problemkreis die Diskussionsgrundlage ist.

1. Übergewicht → Normalgewicht → Idealgewicht oder persönliches Zielgewicht.

2. Aus welchen Gründen ist mein Übergewicht entstanden, und welche Auswirkungen ergeben sich daraus?
3. Wie kann ich mich gesund ernähren? Welche Nährstoffe braucht mein Körper?
4. Welche Nahrungsmittel sollen wegen ihres Joulegehaltes (Kaloriengehaltes) für die Reduktionskost ausgewählt werden? Handhabung einer Jouletabelle (Kalorientabelle).
5. Welche Eßgewohnheiten muß ich ändern, um einen bleibenden Erfolg zu erreichen?
6. Können mir Verwandte oder Bekannte bei meinem Vorhaben helfen?
7. Wie soll ich mich bei Festen und Feiern verhalten?
8. Welche Aktivitäten unterstützen meine Gewichtsabnahme?
9. Wodurch kann ich meine Motivation zum Abnehmen verstärken?
10. Richtiges Eßverhalten soll belohnt werden!
11. Welche Risikosituationen sind für mich besonders schwer zu überwinden? Wie lassen sie sich trotzdem bewältigen?
12. Wie kann ich mein erreichtes Zielgewicht erhalten?

Programm
zur Durchführung des Verhaltenstrainings

1. Übergewicht → Normalgewicht → Idealgewicht oder persönliches Zielgewicht

Nach der **Begrüßung** der Teilnehmer und der **Vorstellung** des Gruppenleiters und der Teilnehmer legt der Gruppenleiter die **Teilnehmerliste** an (Namen der Teilnehmer mit Telefonnummer, 12 Datumsspalten für Gewichtseintragung).

Erstes Wiegen der Teilnehmer, Eintragen des Gewichtes in die erste Datumsspalte der Teilnehmerliste.

Ausgabe der Bücher „Wir werden schlank in 12 Wochen" an die Teilnehmer.

Gemeinsam wird die Seite „Mein Zielgewicht" bearbeitet. Je nach Dringlichkeit kann den Teilnehmern entweder 1 kg oder 1/2 kg Abnahme pro Woche empfohlen werden (Seite 14).

Der Gruppenleiter gibt Ratschläge zur Handhabung des Diätplans (siehe „Anleitung zur Handhabung des Diätplanes", Seite 33).

Besprechung des Diätplans für die erste Woche.

In der ersten Woche kann eine Gewichtsabnahme bis zu 2 kg gelingen.

Schreibzeug und Buch sollen von den Teilnehmern bei jedem Zusammentreffen mitgebracht werden!

Nur die strikte Befolgung des Diätprogramms von Anfang an bringt den sicheren Erfolg!

Unser Motto: Schlank, fit und gesund!

---

2. Aus welchen Gründen ist mein Übergewicht entstanden, und welche Auswirkungen ergeben sich daraus?

Wiegen der Teilnehmer, Eintragen der Gewichte in die zweite Datumsspalte der Teilnehmerliste.

Jeder Teilnehmer beginnt mit der Führung der Tabelle **„Meine Gewichtsabnahme** (siehe Seite 15).

In der ersten Wochenspalte wird das ursprüngliche Gewicht noch einmal in der Zeile G → eingetragen. Das aktuelle Gewicht kommt in der zweiten Wochenspalte in die für dieses Gewicht vorgesehene Zeile.

Besprechung der ersten Erfolge, Fragen können gestellt werden, Eindrücke und Erfahrungen können berichtet werden.

In Gruppen von ca. vier Personen wird fünf bis zehn Minuten über das Thema **„Woher kommt mein Übergewicht?“** gesprochen. Ein Vertreter jeder Gruppe berichtet anschließend über die möglichen Gründe der Entstehung des Übergewichtes.

Die weitverbreitete Vermutung, es läge am Knochenbau, ist nicht richtig. Unterschiede im Knochenbau führen zu einem Gewichtsunterschied von höchstens zwei bis drei Kilogramm.

Die Verursachung von Übergewicht durch Drüsenerkrankungen kann nur bei zwei von tausend Übergewichtigen festgestellt werden.

Ein eindeutiges Ergebnis medizinischer Forschungen ist hingegen: **Wer zu dick ist, ißt mehr, als sein Körper braucht!** Außerdem braucht ein dicker Mensch weniger als ein dünner. Er bewegt sich nämlich meistens weniger, und durch die isolierende Fettschicht wird weniger Energie zur Erhaltung der Körpertemperatur verbraucht. Dadurch entsteht oft der Eindruck, es gäbe gute und schlechte Futterverwerter.

Zur Bestimmung des persönlichen Bedarfs an Energie und Nährstoffen müssen der Grundumsatz (Körpertemperatur, Stoffwechsel usw.) und der Arbeitsumsatz (körperliche Tätigkeit) berücksichtigt werden. Der Verbrauch hängt vom Alter, von der Körpergröße und der Schwere der täglichen Arbeit ab. Unverbrauchte Energie und Nährstoffe werden als Fettpolster gespeichert.

Als Richtwerte für den täglichen Energiebedarf gelten bei leichter Arbeit:

	Größe	kJ	kcal
für eine 25jährige Frau	150 cm	7.560	1.800
	160 cm	8.820	2.100
	170 cm	10.080	2.400
für einen 25jährigen Mann	160 cm	10.290	2.450
	170 cm	10.920	2.600
	180 cm	11.760	2.800

Mit zunehmendem Alter verringert sich dieser Bedarf wie folgt:

20 bis 30 Jahre	100 %	50 bis 60 Jahre	86 %
30 bis 40 Jahre	97 %	60 bis 70 Jahre	79 %
40 bis 50 Jahre	94 %	über 70 Jahre	69 %

Bei mittelschwerer Arbeit erhöht sich der zusätzliche Bedarf um 315 bis 630 Joule (75 bis 150 Kalorien) pro Stunde, bei Schwerarbeitern um 630 bis 924 Joule (150 bis 220 Kalorien).

Allgemeines Gespräch zum Thema **„Aus welchen Gründen wollen die Teilnehmer abnehmen?“**, freiwillige Wortmeldungen dazu.

Gesundheitliche Auswirkungen von Übergewicht:

Minderung der Leistungs- und Arbeitskraft, Förderung von Müdigkeit und Vergeßlichkeit, Schädigung von Organen wie Herz, Leber, Darm, Blutgefäßen; höheres Risiko bei Operationen, geringere Lebenserwartung.

Im allgemeinen senkt das Übergewicht unsere Lebenserwartung folgendermaßen:

	Männer	Frauen
10 % Übergewicht	–13 %	– 9 % Lebensjahre
20 % Übergewicht	–25 %	–21 % Lebensjahre
30 % Übergewicht	–42 %	–30 % Lebensjahre

Ästhetische Auswirkungen von Übergewicht:

Schlank ist modern, keine schicken Modelle in Übergrößen, klobige Bewegungen bei Übergewicht.

Besprechung des Diätplans für die zweite Woche.

Unser Motto: Schlank — gesund und schön!

Die Planung der Gewichtsabnahme

Sie haben sich für die kommenden zwölf Wochen das Erreichen Ihres Zielgewichtes ZG vorgenommen. Ob Sie sich auf dem richtigen Weg befinden, wird durch die Eintragungen in der Tabelle „Meine Gewichtsabnahme“ ersichtlich.

Tragen Sie bitte in der ersten Spalte Ihr jetziges Gewicht G in das Kästchen neben dem Pfeil G → ein. Ihr Zielgewicht ZG schreiben Sie bitte ebenfalls in der ersten Spalte in das Kästchen neben dem Pfeil ZG →. Teilen Sie nun Ihre geplante Gewichtsabnahme in zwölf gleiche Teile, und tragen Sie wieder in der ersten Spalte von oben nach unten das reduzierte Gewicht für jede Woche ein, wie Sie es geplant haben.

Jede Woche können Sie nach dem Wiegen Ihr tatsächliches Gewicht in diese Tabelle eintragen. Sie schreiben dabei Ihr Gewicht in jene Zeile, in der Sie dieselbe Zahl vorgeplant haben.

Sie erfüllen Ihr Programm dann richtig, wenn Ihre wöchentlichen Eintragungen genau z w i s c h e n den beiden schrägen Kontrollinien liegen. Wenn die Eintragungen darunter liegen, nehmen Sie mehr ab, als Sie geplant haben. Wenn Sie aber über den Kontrollinien liegen, dann haben Sie Ihre Vorsätze nicht ganz erfüllt.

Mein Zielgewicht

Datum des Diätbeginns: ....

Mein Gewicht beträgt .... kg.

Ich bin .... cm groß.

(Durchschnittsgewicht = Körpergröße in cm minus 100)

Das Durchschnittsgewicht für meine Körpergröße beträgt

.... kg (= Normalgewicht).

(Für meine Gesundheit ist das Erreichen bzw. Erhalten des Durchschnittsgewichtes ausreichend. Ich soll es nicht um mehr als zehn Prozent überschreiten.)

Mein Zielgewicht ist .... kg.

(Das Zielgewicht soll nicht mehr als 20 Prozent unter meinem Durchschnittsgewicht liegen.)

Ich werde in den nächsten 12 Wochen .... kg abnehmen.

Mein Gewichtsverlust pro Woche beträgt .... kg.

(Für mein Wohlbefinden ist es wichtig, daß ich nicht mehr als 1 kg pro Woche abnehme. 1/2 kg ist, auf Dauer gesehen, eine sehr gute Leistung!)

Meine Gewichtsabnahme

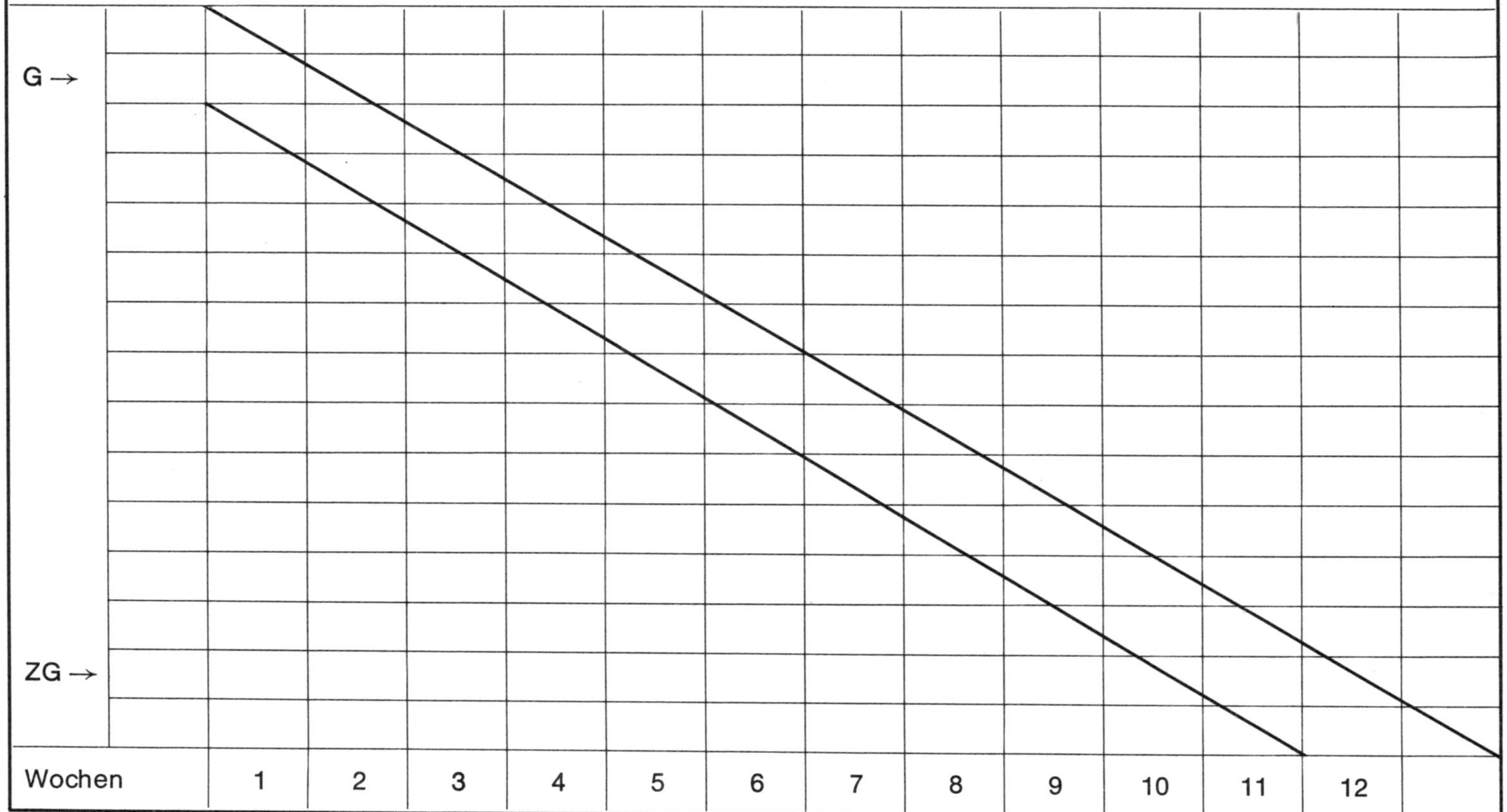

3. Wie kann ich mich gesund ernähren? Welche Nährstoffe braucht mein Körper?

Wiegen der Teilnehmer, Eintragen der Gewichte in die dritte Datumsspalte der Teilnehmerliste.

Die Teilnehmer tragen ihr Gewicht in der dritten Wochenspalte der Tabelle „Meine Gewichtsabnahme“ ein.

Erfahrungen werden besprochen, Erfolge sollen lobend anerkannt werden, Mißerfolge sollen Anlaß zur Ermutigung sein! Das wöchentliche Zusammentreffen der Teilnehmer ist sehr wichtig für das Erreichen des Erfolges bei der Gewichtsabnahme und auch anschließend für das Erhalten des Gewichtes. Darum ist es günstig, wenn sich die Teilnehmer, die nicht kommen können, nach Möglichkeit eine Woche vorher abmelden oder bei Krankheit entschuldigen (lassen). Die Gruppe gibt dem einzelnen Teilnehmer moralische Unterstützung, der Austausch von Telefonnummern hat sich als günstig für Situationen erwiesen, in denen es schwierig ist, der Eßlust zu widerstehen.

Tips für richtige Ernährung bei Gewichtsreduktion finden Sie bei den „Ratschlägen des Arztes“ im ersten Kapitel. Außerdem können im Gespräch mit den Teilnehmern folgende Themen erörtert werden:

Die Hauptbestandteile unserer Nahrung sind Eiweiß, Fett und Kohlehydrate. Dazu kommen noch die sehr wichtigen Stoffe wie Vitamine und Mineralstoffe. Außerdem brauchen wir zum Leben täglich etwa zwei Liter Wasser. Auf keinen dieser Stoffe können wir ganz verzichten.

Eiweiß braucht der Körper zur Bildung von Zellen. Blut, Hormone und das Gehirn bestehen zu einem großen Teil aus Eiweiß. In unserer Nahrung muß täglich Eiweiß enthalten sein, weil unser Körper das Eiweiß nicht speichern kann.

Tierisches Eiweiß ist vor allem enthalten in Fleisch, Milch und Käse. Pflanzliches Eiweiß befindet sich besonders in Vollkornbrot, Reis, Kartoffeln, Pilzen und Hülsenfrüchten.

Fett ist der energiereichste Nährstoff. Die Pflanzenfette sollten bevorzugt werden, da sie aus ungesättigten Fettsäuren bestehen, die unserer Gesundheit zuträglicher sind.

Zurückhaltung beim Fettkonsum! Kalkulieren Sie auch die „versteckten Fette“ ein, die sehr oft in Wurstwaren enthalten sind, ohne daß man sie sieht!

Kohlehydrate nehmen wir in Form von Zucker, Stärke und Zellulose (Ballaststoffen) zu uns.

Zucker wird im Körper sehr schnell verarbeitet, und Überschüsse wandern in die Fettzellen.

Stärke muß erst in Zucker aufgespalten werden und sorgt deshalb für eine länger andauernde Energiegewinnung.

Zellulose kann der Körper nicht aufspalten. Sie sorgt aber für eine geregelte Verdauung und für ein länger anhaltendes Sättigungsgefühl. Verzichten Sie möglichst auf Zucker!

Stillen Sie Ihr Bedürfnis nach Süßem mit Obst! Es enthält gleichzeitig Vitamine und Ballaststoffe, die Sie brauchen. Reiner Zucker liefert dem Körper ebenso wie weißes Mehl nur Energie, aber keine wichtigen Nährstoffe.

Für Süßspeisen kann man joulefreie Süßmittel verwenden, die aber nicht mit Zuckeraustauschstoffen für Diabetiker verwechselt werden dürfen, die genausoviel Energie liefern wie Zucker.

Vitamine und Mineralstoffe sind wie das Eiweiß für den Körper unentbehrlich. Sie finden sich besonders in frischem Obst und Gemüse, in Vollkornprodukten, Milch und Milchprodukten und in magerem Fleisch.

Am besten nehmen Sie während der Zeit der Abnahme vom Arzt verschriebene Vitamintabletten, damit Sie auch jetzt immer genug Vitamine bekommen.

Den **Flüssigkeitsbedarf** sollten Sie vorwiegend mit nährstofflosen Getränken decken, aber dies ausreichend! Das können sein: Mineralwasser, Kaffee, Tee und mit Süßstoff gesüßte Fruchtsäfte und Limonaden, auch Mineralwasser mit natürlichem Zitronensaft ist zu empfehlen.

Kochsalz führt zur Einlagerung von Wasser in den Geweben (Bluthochdruck!). Daher ist es günstig, Salz sehr sparsam zu verwenden und durch andere Gewürze zu ersetzen.

Besprechung des Diätplans für die dritte Woche.

Unser Motto: Nicht nur die Liebe geht durch den Magen!

---

4. Welche Nahrungsmittel sollen wegen ihres Joulegehalts (Kaloriengehalts) für die Reduktionskost ausgewählt werden? Handhabung einer Jouletabelle (Kalorientabelle)

Wiegen der Teilnehmer, Eintragen der Gewichte in die vierte Datumsspalte der Teilnehmerliste.

Die Teilnehmer tragen ihr Gewicht in der vierten Wochenspalte der Tabelle „Meine Gewichtsabnahme“ ein.

Das wöchentliche Wiegen der Teilnehmer würde genügen. Beim täglichen Wiegen zu Hause ist das Problem der Gewichtsschwankungen zu berücksichtigen. Es kann nämlich sein, daß jemand von einem Tag auf den anderen scheinbar ein Kilogramm zugenommen hat, ohne sehr viel gegessen zu haben. Solche Schwankungen sind ganz natürlich: Sie entstehen durch die Einlagerung und den Abbau von Wasser. Bei Frauen führt auch der Monatszyklus zu kurzfristigen Gewichtsschwankungen.

Bei der strikten Befolgung des zwölfwöchigen Diätprogramms ist keine Entscheidung bezüglich der **Nahrungsmittelauswahl** notwendig. Bei einem Austausch mancher Speisen ist ihr Joulegehalt (Kaloriengehalt) zu berücksichtigen. Die **Handhabung der Jouletabelle (Kalorientabelle)** ist auch später für das Erhalten des neuen Körpergewichtes zu empfehlen.

Dabei ist zu beachten,
welche Mengen gegessen werden, aber auch,
ob es sich um energiereiche Nährstoffe handelt.

Die Speisen und ihre Zubereitung kennen wir größtenteils bereits aus unserem Elternhaus. Früher haben jedoch die meisten Menschen schwerer gearbeitet als heute, darum war auch die energiereiche Ernährung angebracht. Heute nehmen uns viele Maschinen die Schwerarbeit ab (Waschmaschine). Das Auto erspart uns lange Fußwege, das Fernsehen bietet bequeme Unterhaltung. Durch die geringe Bewegung ist aber auch der Energiebedarf gesunken!

Wenn wir nun mehr essen, als wir verbrauchen, nehmen wir zu. Wir brauchen aber deswegen nicht auf alle gewohnten Gerichte zu verzichten. Es reichen oft kleine Änderungen in der Zubereitung, z. B. bei der Fettmenge, um den Energiegehalt zu verringern.

Schlankheitskuren mit vorübergehender einseitiger Diät oder gar die Einnahme von Medikamenten zur Gewichtsabnahme ist nicht zu empfehlen, da neben einer häufigen Gesundheitsschädigung dabei das Verhalten nicht gelernt wird, das anschließend notwendig ist, um das Gewicht erhalten zu können.

Die Bedeutung der bewußten Auswahl von Nahrungsmitteln geht aus der folgenden Aufstellung hervor:

Es hat etwa

1 Gramm Fett	37,8 Joule	9 Kalorien
1 Gramm Alkohol	29,4 Joule	7 Kalorien
1 Gramm Eiweiß	16,8 Joule	4 Kalorien
1 Gramm Kohlehydrate	16,8 Joule	4 Kalorien
1 Gramm Wasser	0 Joule	0 Kalorien

Eiweiß liefert also nicht einmal die Hälfte der Energie von Fett. Von sehr eiweißreichen Nahrungsmitteln können Sie daher mehr als doppelt soviel essen wie von sehr fettreichen Speisen (z. B. Magermilchprodukte im Vergleich zu fettem Fleisch).

Die Wichtigkeit der Auswahl von Nahrungsmitteln wird auch aus folgendem Beispiel ersichtlich:

12 kg Gurken liefern genausoviel Energie wie 1 Portion Pommes frites!

Zur Übung des Gebrauchs von Jouletabellen können die Teilnehmer selbst solche Beispiele in Gruppen von ca. 4 Personen suchen.

Besprechung des Diätplans für die vierte Woche.

Unser Motto: Schlank mit Köpfchen!

5. Welche Eßgewohnheiten muß ich ändern, um einen bleibenden Erfolg zu erreichen?

Wiegen der Teilnehmer, Eintragen der Gewichte in die fünfte Datumsspalte der Teilnehmerliste.

Die Teilnehmer tragen ihr Gewicht in der fünften Wochenspalte der Tabelle „Meine Gewichtsabnahme" ein.

Wenn Verhalten geändert werden soll, ist es zuerst einmal erforderlich, daß sich die Teilnehmer ihr bisheriges Verhalten bewußtmachen,

daß ihnen klar wird, daß sich etwas ändern muß, was sich ändern soll und wie diese Änderung erfolgen kann, es ist aber auch erforderlich,

zu lernen, die neuen Gewohnheiten abzusichern, um ihnen treu zu bleiben.

Diese lerntheoretischen Erkenntnisse sollen den Teilnehmern zu einem neuen Eßverhalten verhelfen.

Besprechung möglichen **Fehlverhaltens** mit den Teilnehmern, das die Erlangung von Übergewicht begünstigt:

Das Essen zu großer Mengen wird oft nicht bewußt wahrgenommen, weil man zu schnell ißt oder zwischen den Mahlzeiten unkontrolliert ißt. Viele Menschen wollen alles aufessen, obwohl sie eigentlich keinen Appetit mehr haben.

Mütter essen oft während der Schwangerschaft für zwei, dabei kommt es viel mehr auf die Qualität der Ernährung an als auf die Menge. Dadurch haben sich schon beim Neugeborenen zu viele Fettzellen gebildet. Kindern werden oft Süßigkeiten als Belohnung oder Trost gegeben, auch Erwachsene wollen sich durch Essen oft belohnen oder trösten, manche essen aus Langeweile oder Gewohnheit.

Wenn einem immer schon von anderen bestimmt worden ist, wann und wieviel man essen sollte, kann man verlernt haben, der eigenen natürlichen Hunger-Sättigungs-Automatik zu folgen. Dieses Signalsystem, das einem sagt, wann man satt ist, kann man bei Säuglingen genau beobachten. Bei vielen Erwachsenen richtet sich das Hungergefühl nach äußeren Signalen, z. B. der Uhrzeit oder einem schön gedeckten Tisch.

Schaffung von Eßgewohnheiten, die uns helfen, schlank zu werden und zu bleiben:

Vor dem Einkaufen ist es günstig, sich auf einem Zettel zu notieren, was man braucht, um nicht in Versuchung zu kommen, ein paar Kalorienbomben mit nach Hause zu nehmen.

Es wäre gut, wenn Sie die Lebensmittel, die Sie selbst brauchen, im Kühlschrank in einem eigenen Fach aufbewahrten, damit Sie eine bessere Übersicht haben, was Ihnen erlaubt ist.

Wenn Sie dieselben Speisen essen wie Ihre Familie, dann geben Sie Ihre vorberechnete Portion von vornherein auf Ihren Teller. Mahlzeiten sollten Sie nur an einem dafür vorgesehenen Eßplatz einnehmen. Dann kommen Sie auf anderen Plätzen weniger auf den Gedanken, zu essen oder zu trinken.

Genießen Sie Ihre Mahlzeit, und lassen Sie sich dabei nicht ablenken. Fernsehen, Radio, Lesen oder Gespräche verführen zu unbedachtem Essen und Trinken. Es ist besser, sich darauf zu konzentrieren, wie man langsam satt wird. Und dazu müssen Sie sich Zeit nehmen. Es dauert nämlich eine Weile, bis Sie spüren, daß Sie satt sind. Das Sättigungsgefühl des Menschen hinkt der tatsächlich aufgenommenen Menge an Nahrung immer etwas hinterher. Je langsamer Sie also essen, desto weniger müssen Sie essen, bis Sie spüren, daß Sie satt sind.

Um sich an das langsame Essen zu gewöhnen, gibt es einige Hilfen:

Sie können nach dem Essen der ersten Bissen warten, bis Sie merken, daß Sie etwas gegessen haben.

Nehmen Sie sich vor, jeden Bissen mindestens zwanzigmal zu kauen.

Während des Essens können Sie das Besteck mehrmals aus der Hand legen.

Getränke und Suppen können Sie länger auf der Zunge behalten, bevor Sie sie genüßlich hinunterschlucken.

Bevor Sie einen Bissen in den Mund nehmen, können Sie ihn vorher noch einmal halbieren.

Die Dauer Ihrer Hauptmahlzeiten sollten Sie auf zwanzig Minuten ausdehnen.

Mußten Sie auch als Kind alles aufessen, was Sie auf dem Teller hatten? Auch wenn Sie vorher schon satt waren? Heute brauchen Sie sich das selbst nicht mehr zu befehlen! Oft ist es gerade das Aufessen solcher Reste, das zu Gewichtsproblemen führt. Sagen Sie ruhig:

Ich bin satt — ich mag nichts mehr!

Besprechung des Diätplans für die fünfte Woche.

6. Können mir Verwandte oder Bekannte bei meinem Vorhaben helfen?

Wiegen der Teilnehmer, Eintragen der Gewichte in die sechste Datumsspalte der Teilnehmerliste.

Die Teilnehmer tragen ihr Gewicht in der sechsten Wochenspalte der Tabelle „Meine Gewichtsabnahme“ ein.

Manchmal hört man Übergewichtige erzählen, sie hätten mehrere Kilogramm pro Woche abgenommen. Das soll aber für uns nicht Grund zur Ungeduld sein! Übermäßiges Fasten führt meist zu einem baldigen Abbruch des Abnahmeversuchs. Der Körper kann sich auf den starken Gewichtsverlust nicht richtig einstellen, und die Teilnehmer würden auch seelisch aus dem Gleichgewicht kommen. Schließlich wollen sie dann wieder einmal richtig satt sein und resignieren. Auf diese Weise sind schon viele Versuche erfolglos abgebrochen worden, weil das Ziel zu hoch gesteckt war.

Eine regelmäßige geringere Gewichtsabnahme über längere Zeit ist unsere Devise. Dann nämlich wird es auch nachher dabei bleiben können.

Da beim sechsten Treffen Halbzeit ist, kann eine erste „Bilanz" gezogen werden. Es kann errechnet werden, wie viele Kilogramm die Gruppe gemeinsam schon abgebaut hat. Vielleicht ist auch eine Rangreihe der persönlichen Einzelerfolge von Interesse.

Haben **Verwandte oder Bekannte,** die nichts vom Vorhaben der Teilnehmer gewußt haben, schon etwas bemerkt? Wie äußern sie sich? Spenden sie Anerkennung, oder sehen sie sich leid? Mit einiger Menschenkenntnis läßt sich ja abschätzen, wie es gemeint ist, wenn jemand sagt: „Schaust du jetzt aber schlecht aus!"

Dahinter steckt vielleicht die Resignation vor den eigenen Problemen mit der Linie. Solche Reden dürfen uns nicht vom Programm abbringen!

Sie wissen sicher, mit welchen Bekannten, Freunden oder Kollegen Sie über Ihre Abnahme sprechen können und mit welchen nicht. Günstig ist es auf jeden Fall, wenn Sie es unter vier Augen versuchen. Dann haben Sie mehr Chancen, unangenehme Bemerkungen zu verhindern. Und das Sprechen über Ihre Bemühungen und Erfolge wird Sie sicher in Ihrem Vorhaben bestärken.

In der **Gruppe** haben die Teilnehmer natürlich immer die Möglichkeit, Fragen zu klären und Probleme zu lösen. Befragen Sie ohne Hemmungen die Gruppe, wenn Sie sich nicht sicher sind!

Hoffentlich finden Sie auch bei Ihrer **Familie** das nötige Verständnis, das Sie brauchen! Sollten Sie unter Umständen nicht gerade auf Gegenliebe stoßen (es gibt natürlich auch Familienmitglieder, die selbst mitmachen wollen), können Sie auf Ihr Recht pochen, die Diätvorschrift einzuhalten. Bringen Sie doch zum Ausdruck, daß Sie manchmal auf die Mithilfe Ihrer Familie angewiesen sind!

Mit Ihrem **Hausarzt** werden Sie ja über Ihre Bestrebungen gesprochen haben, als Sie sich die Vitamintabletten verschreiben haben lassen. Am besten gehen Sie auch weiterhin regelmäßig zu ihm.

Besprechung des Diätplans für die sechste Woche.

Unser Motto: Geteilte Diät, doppelte Diät!

---

7. Wie soll ich mich bei Festen und Feiern verhalten?

Wiegen der Teilnehmer, Eintragen der Gewichte in die siebente Datumsspalte der Teilnehmerliste.

Die Teilnehmer tragen ihr Gewicht in der siebenten Wochenspalte der Tabelle „Meine Gewichtsabnahme" ein.

Gelegenheit zur Aussprache über die Erfahrungen der letzten Woche(n): Wie geht es mit der Diät? Welche Schwierigkeiten treten auf, sind Umplanungen vorgenommen worden? Wie ist das Befinden der Teilnehmer?

Bei **Festen und Feiern** spielt das Essen eine sehr große Rolle. Es wird sich als günstig erweisen, mit den Teilnehmern zu besprechen, wie sich ein vielleicht gerade bevorstehendes Fest (Weihnachten, Ostern) gestalten läßt, ohne daß das Essen im Vordergrund steht.

Bei **Einladungen** zum Essen wäre es wünschenswert, daß die Gastgeber auf die Bedürfnisse ihrer Gäste eingehen. Manche tun dies auch und stellen von vornherein keine Joulebomben auf den Tisch. Andere wiederum meinen, daß es dem Gast nicht schmeckt, wenn er nicht viel ißt, und drängen darauf, daß er große Mengen verzehrt. Wenn Sie nachgeben, belasten Sie sich aber, und Sie dürfen am nächsten Tag fast nichts essen! Da ist es besser, die Kochkunst entsprechend zu loben, die Gastgeberin nach dem Rezept zu fragen und im übrigen zu bedauern, daß Sie nicht mehr essen dürfen. Dafür lassen sich ja die verschiedensten Gründe anführen, etwa ein verdorbener Magen, eine Gastritis oder ein beeindruckendes Gebrechen mit dem Namen „Hyperlipädemie", was nichts anderes heißt als erhöhter Blutfettspiegel, den fast jeder Übergewichtige hat.

Außerdem können Sie sich, wenn Sie dafür ein paar übrige Joule (Kalorien) eingespart haben, den Teller mit **energiearmen Speisen** volladen. Dabei meiden Sie am besten Soßen, Reis, Teigwaren, Mehlspeisen. Wenn Sie langsam essen, haben Sie länger etwas davon, und außerdem erscheint Ihr Teller dem Gastgeber länger voll, niemand wird sich beleidigt fühlen, daß Sie nicht zugreifen.

Ein besonderes Problem bei Einladungen sind die **alkoholischen Getränke,** wenn darauf gedrungen wird, sie zu konsumieren. Es ist aber sicherlich möglich, Mineralwasser gegen den Durst zu bekommen. Bei den alkoholischen Getränken ist zu beachten, daß ein volles Glas vor dem Nachschenken schützt! Beim Anstoßen brauchen Sie ja nur am Weinglas zu nippen. Bei Autofahrern wird sowieso jeder einsehen, daß sie keinen Alkohol trinken.

Als Tarngetränke können Sie unter Umständen statt Weißwein ein Glas Most bestellen, statt Rotwein Traubensaft, Tee hat eine verblüffende Ähnlichkeit mit Whisky und Wasser mit Schnaps, gespritzter Apfelsaft mit Bier. Als letzter Ausweg soll sich eine solche Tarnung schon oft als rettend erwiesen haben.

Festmenüs müssen ganz und gar nicht vor Joule (Kalorien) strotzen! Mit den Teilnehmern können günstige Möglichkeiten besprochen werden (Fisch, Wild, exotische Früchte).

Besprechung des Diätplans für die siebente Woche.

Unser Motto: Je weniger Kalorien — desto mehr Fest!

---

8. Welche Aktivitäten unterstützen meine Gewichtsabnahme?

Wiegen der Teilnehmer, Eintragen der Gewichte in die achte Datumsspalte der Teilnehmerliste.

Die Teilnehmer tragen ihr Gewicht in der achten Wochenspalte der Tabelle „Meine Gewichtsabnahme“ ein.

Allgemeiner Erfahrungsaustausch der Teilnehmer.

Die **tägliche körperliche Tätigkeit** wird sehr stark vom Beruf bestimmt. So wird zwischen leichter körperlicher Tätigkeit (z. B. Buchhalter, Stenotypistin, Lehrer, Hausfrau ohne Kinder), mittelschwerer körperlicher Tätigkeit (z. B. Briefträger, Schlosser, Hausfrau mit Kindern, Fitsport) und schwerer körperlicher Tätigkeit (z. B. Bautischler, Landwirt, Straßenbauarbeiter, Leistungssport) unterschieden.

Je mehr Sie sich täglich bewegen, desto größer ist Ihr Energiebedarf. Je weniger Bewegung Sie machen, desto leichter setzen sich überschüssige Energiemengen als Fettpolster fest. Dadurch können Sie sich mit der Zeit immer weniger bewegen; wenn Sie trotzdem weiteressen, geht der Teufelskreis immer weiter.

Sie haben sich entschlossen, diesem Kreislauf durch Ihre Diät zu entrinnen. Die zweite Seite, von der aus Sie etwas unternehmen können, ist die vermehrte Bewegung:

Vielleicht können Sie bei sich selbst ein paar **versteckte Bequemlichkeiten** aufspüren, die Ihre Bewegungsmöglichkeiten vermindern! So können Sie z. B. kleine Wege zu Fuß erledigen, anstatt mit dem Auto zu fahren, oder Sie gehen die Stiege hinauf, anstatt mit dem Lift zu fahren.

Zur Zeit sind Ihr Kreislauf und auch Ihre Muskulatur noch auf ein höheres Gewicht eingestellt. In Wirklichkeit sind Sie jedoch schon um einige Kilogramm leichter, die Sie jetzt nicht mehr mit sich herumschleppen müssen. Wenn Sie sich bewegen, spüren Sie, um wieviel weniger Sie jetzt zu tragen haben. Später gewöhnen Sie sich wieder an Ihr neues Gewicht, darum genießen Sie es jetzt!

Wenn Sie im Alltag zuwenig Bewegungsmöglichkeiten haben, können Sie das durch **sportliche Aktivität** ausgleichen. Dadurch können Sie sich fit und gesund erhalten und den Energieverbrauch steigern, was sich auf Ihre Abnahme günstig auswirkt.

Die folgende Aufstellung bietet eine Vergleichsmöglichkeit, wie intensiv bei verschiedenen Sportarten der Energieverbrauch ist:

Sportart	Energieverbrauch pro Stunde kJ	kcal
Schilanglauf	2.100	500
Tennis	2.016	480
Laufen, Schwimmen	1.680	400
Rudern	1.512	360
Radfahren, Tischtennis	1.260	300
Wandern	1.134	270
Eisstockschießen	840	200

Besprechung des Diätplans für die achte Woche.

Unser Motto: Essen nach Maß — Bewegung im Übermaß!

9. Wodurch kann ich meine Motivation zum Abnehmen verstärken?

Wiegen der Teilnehmer, Eintragen der Gewichte in die neunte Datumsspalte der Teilnehmerliste.

Die Teilnehmer tragen ihr Gewicht in der neunten Wochenspalte der Tabelle „Meine Gewichtsabnahme" ein.

Allgemeine Bekanntgabe der persönlichen Erfolge der Teilnehmer seit der ersten Zusammenkunft, Belobigung der besonderen Erfolge, Ermutigung der bescheidenen Erfolge. Der größte Teil des Trainings liegt bereits hinter uns. Einige Teilnehmer haben schon aufgegeben und kommen aus den verschiedensten Gründen nicht mehr. Trotzdem können wir aber gemeinsam schon schöne Erfolge verbuchen. Wir wollen auch noch die letzten paar Wochen durchhalten!

Damit das Abnehmen an unserem Körper keine bleibenden Spuren hinterläßt, ist gute kosmetische **Pflege** wichtig. Sie unterstreicht unsere Erfolge und verhilft uns zu einem angenehmen Erscheinungsbild. Die erreichte schlanke Linie wird erst in Verbindung mit einem gepflegten Aussehen von anderen registriert werden. Und wer läßt sich nicht gerne von anderen bewundern? Die **Anerkennung** von Bekannten oder Verwandten, aber auch das Staunen vor dem eigenen Spiegelbild hilft uns weiter, die letzte Hürde noch zu nehmen. In einer schwachen Minute kann es sich als hilfreich erweisen, Fotos aus früheren Zeiten zu betrachten, auf denen Sie noch in aller Fülle verewigt sind.

Sie sollten auch nicht verabsäumen, sich oft genug auf die **Waage** zu stellen, damit Sie sich immer wieder über die bisherigen Erfolge freuen können.

Sie sollten aber keine „gefährlichen" Speisen nach Hause tragen; wenn es nicht anders geht und Sie wissen, daß Sie nicht widerstehen können, lassen Sie etwa Süßigkeiten von jemandem einsperren.

Zur moralischen Unterstützung können Sie die Aufzeichnungen über Ihre Gewichtsabnahme an Ihren Eßplatz hängen.

Wenn Sie sich „schwach" fühlen, treffen Sie sich, wenn Sie es steuern können, nicht mit Leuten, die gerne schlemmen, sondern mit solchen, die Sie in Richtung Bescheidenheit beeinflussen. Dieser Vorteil ergibt sich auch aus dem wöchentlichen **Gruppentreffen.**

Gehen Sie auch schon als neuem Hobby dem Sammeln von joulearmen Rezepten nach?

Es ist günstig, wenn Sie sich in Gedanken oft mit Ihrem Problem beschäftigen, abnehmen zu wollen. Durch **Selbstsuggestion** können Sie das Hungergefühl unterbinden.

Halten Sie sich auch immer wieder die Vorteile vor Augen, die sich aus der schlanken Linie ergeben (Entlastung der Wirbelsäule, wenn Sie von Rückenschmerzen geplagt sind, Besuch einer Modenschau oder Gustieren von Kleidern in einem Kaufhaus, wenn Sie aus ästhetischen Gründen abnehmen wollen).

Sie sollten Ihre Diät sehr ernst einhalten, ihre Erfüllung sozusagen zum momentanen Lebensprinzip erheben. Sie sollten sich aber auch sehr stark **für andere Dinge interessieren,** die Sie gerne tun und die Sie so freuen und fesseln, daß Sie jede freie Minute damit verbringen wollen, ohne ans Essen zu denken. Sie könnten z. B. eine schöne Handarbeit beginnen oder ein interessantes Buch lesen, baden und sonnen, schwimmen und die Sauna besuchen, zeichnen oder malen, mit Ton gestalten, einen Teppich knüpfen, weben, eine neue Sprache erlernen oder sich in einer Sprache vervollkommnen, Musik hören oder selber musizieren, dichten, ein Tagebuch schreiben und vieles andere.

Vielleicht fallen den Teilnehmern selbst noch Möglichkeiten ein, wie sie sich in ihrem Vorhaben bestärken können, abzunehmen. Es könnten sich ja aus der Gruppe gemeinsame Aktivitäten auch in sportlicher Hinsicht ergeben.

Besprechung des Diätplans für die neunte Woche.

Unser Motto: Schlank und aktiv!

---

10. Richtiges Eßverhalten soll belohnt werden!

Wiegen der Teilnehmer, Eintragen der Gewichte in die zehnte Datumsspalte der Teilnehmerliste.

Die Teilnehmer tragen ihr Gewicht in der zehnten Wochenspalte der Tabelle „Meine Gewichtsabnahme" ein.

Drei Viertel unserer Abnahmezeit sind bereits vorbei. In dieser Zeit haben wir miteinander einiges überlegt, gelernt und zustande gebracht! Wir haben unser Übergewicht bestimmt und berechnet, wie schwer wir eigentlich sein sollten. Wir haben überlegt, wie unser Übergewicht eigentlich entstanden ist. Wir haben darüber gesprochen, welche Nährstoffe und wieviel Energie unser Körper braucht. Wir haben manche unserer Eßgewohnheiten geändert, damit wir nicht wieder zunehmen. Wir haben uns Gedanken gemacht, wie wir uns am besten bei Einladungen, Festen und Feiern verhalten. Wir haben erkannt, daß sportliche Betätigung und intensive Beschäftigung mit Hobbys unserer Linie guttun. Und vor allem haben wir miteinander schon einen ganz schönen Fettberg abgebaut.

Sie haben eine anstrengende und manchmal schwierige Zeit hinter sich gebracht. Dafür soll Ihnen heute einmal ein ehrliches **Lob** ausgesprochen werden.

Sie können stolz darauf sein, daß Sie den Mut gehabt haben, mit Ihrem Training überhaupt zu beginnen. Gerade der Anfang war besonders schwer. Sie können froh sein, daß Sie am Anfang nicht gleich zu viel abgenommen haben, nur so konnten Sie einen dauerhaften Erfolg erreichen. Sie können stolz sein, daß Sie Ihr Eßverhalten in den Griff bekommen haben, daß Sie die richtigen Bedingungen schaffen können, um abzunehmen. Sie haben nun einen Beweis, daß Sie konsequent bleiben können und daß Sie sich von Ihrem Plan nicht von anderen Menschen abbringen lassen. Ein Beweis für Ihre Ausdauer ist die Tatsache, daß Sie heute wieder hier sind und vorhaben, auch noch die letzten drei Wochen durchzuhalten.

Sie haben sich auf jeden Fall jetzt schon eine **Belohnung** verdient!

Belohnungen erleben Sie immer wieder beim Wiegen, beim Blick in den Spiegel oder auf die Tabelle „Meine Gewichtsabnahme". Sie haben sich aber darüber hinaus andere Belohnungen verdient, die Sie sich selbst ausdenken können. Sie wissen selbst am besten, womit Sie sich eine wirklich große Freude machen können. Denken Sie eine Weile darüber nach, ob es nicht etwas gibt, was Sie schon immer machen wollten, wofür Sie aber nie Zeit hatten. Oder vielleicht wollten Sie sich schon längere Zeit etwas kaufen, es ist aber immer etwas dazwischengekommen.

Die Teilnehmer können sich in der Übersicht „Meine Belohnungen" verschiedene Belohnungen ihres Erfolges notieren. Natürlich sollen diese Belohnungen nichts zu essen sein, keine Süßigkeiten, kein Alkohol! Sieben Kilogramm Gewichtsabnahme entsprechen einer Konfektionsgröße, die Teilnehmer werden neue Garderobe brauchen! Vielleicht gibt es jemanden, den die Teilnehmer lange nicht gesehen haben. Der wird sich über die neue Linie aber wundern!

Besprechung des Diätplans für die zehnte Woche.

Unser Motto: Alle Achtung — nur so weiter!

Belohnungen des Erfolges

Sie haben durch Ihr richtiges Eßverhalten und durch Ihr Durchhaltevermögen die wichtigste Belohnung schon erhalten, nämlich die ersehnte Gewichtsabnahme. Stellen Sie sich möglichst oft auf die Waage oder vor den Spiegel, und freuen Sie sich daran!

Außerdem können Sie hier noch andere Belohnungen (natürlich joulefreie) notieren, die Ihnen Freude machen und die Sie sich gönnen dürfen, wenn es Ihnen einige Zeit gelungen ist, kontrolliert zu essen.

Meine Belohnungen:

1.	
2.	
3.	
4.	
5.	
6.	

11. Welche Risikosituationen sind für mich besonders schwer zu überwinden? Wie lassen sie sich trotzdem bewältigen?

Wiegen der Teilnehmer, Eintragen der Gewichte in die elfte Datumsspalte der Teilnehmerliste.

Die Teilnehmer tragen ihr Gewicht in der elften Wochenspalte der Tabelle „Meine Gewichtsabnahme“ ein.

In einer Woche werden zum letzten Mal die Erfolge der Teilnehmer beim Gruppentreffen kontrolliert werden. Dann ist jeder Teilnehmer seiner eigenen Kontrolle überlassen. Darum überlegen wir uns heute, ob es nicht noch **Schwachpunkte** in unserem Eßverhalten gibt, die noch auszumerzen sind.

Gibt es bei Ihnen noch Momente, in denen Sie nicht widerstehen können? Solche Situationen, in denen Sie sich zum Essen und Trinken verleiten lassen, können Ihnen zum Risiko werden, weil Sie die Menge nicht richtig kontrollieren können! Plötzlich bekommen Sie Appetit, und Sie wissen selbst nicht recht warum. Manchmal haben Sie gerade vorher gegessen, und trotzdem meldet sich Ihr Bedürfnis zu essen wieder.

Dieser Appetit wird meist durch einen äußeren Reiz ausgelöst. Das kann der Anblick von Süßigkeiten sein oder die Gewohnheit, immer um diese Zeit zu essen. Für manche ist der auslösende Reiz ein bestimmtes Gefühl, wie z. B. Freude, Ärger, Traurigkeit, Langeweile oder Streß.

Für jeden Teilnehmer werden die Risikosituationen ganz verschieden sein, darum muß auch jeder Teilnehmer selbst aufspüren, wo seine Schwächen sind. Notizen können in die anschließende Übersicht „Meine Risikosituationen“ eingetragen werden. Solche **Risikosituationen** können sein:

Es war gerade Zeit zum Essen.
Ich wußte nicht recht, was ich tun sollte.
Ich fühlte mich einsam.
Ich war traurig.
Ich hatte mich geärgert.
Ich war abgehetzt.
Es ging mir gerade gut.
Ich bekomme zu dieser Zeit oft Appetit.
Ich saß beim Fernsehen.
Ich hatte gerade etwas zu essen zubereitet.
Mir sind Süßigkeiten ins Auge gefallen.
Ich habe ans Essen gedacht.
Andere haben gegessen.
Jemand hat mir etwas angeboten.
Es war noch etwas zu essen da.
Ich esse so gern zwischendurch.

Die Teilnehmer haben nun ihre persönlichen Risikosituationen notiert. Ihre Aufgabe ist es nun, zu überlegen, wie sie diese Situationen bewältigen können, ohne zu essen. Die beste Möglichkeit wird in der Spalte „Was ich in Zukunft tun will" festgehalten. Die Reaktion auf Risikosituationen soll auf jeden Fall eine andere sein als essen oder trinken:

Sie können jemanden anrufen, vielleicht ein Mitglied der Gruppe, oder in einem Buch weiterlesen oder an einer Handarbeit weiterarbeiten. Es soll auch schon geholfen haben, sich einfach hinzusetzen und langsam bis zwanzig zu zählen.

Besprechung des Diätplans für die elfte Woche.

Unser Motto: Wo ein Wille – da ein Weg!

Meine Risikosituationen

Bestandsaufnahme meiner Risikosituationen:	Was ich in Zukunft tun will:
1.	....
....	....
2.	....
....	....
3.	....
....	....
4.	....
....	....
5.	....
....	....
6.	....
....	....

12. Wie kann ich mein erreichtes Zielgewicht erhalten?

Wiegen der Teilnehmer, Eintragen der Gewichte in die zwölfte Datumsspalte der Teilnehmerliste.

Die Teilnehmer tragen das erreichte Gewicht in der zwölften Wochenspalte der Tabelle „Meine Gewichtsabnahme" ein.

Heute sollen die meisten Teilnehmer ihr **Zielgewicht** erreicht haben. Herzliche Gratulation!

Sie haben etwas geschafft, wovon andere nur träumen. Sie haben abgenommen, ohne Ihre Gesundheit zu schädigen, und durch ein langfristiges Programm Ihr Ernährungsverhalten so geändert, daß Sie auch imstande sind, Ihr Gewicht zu halten. Ist es nicht ein herrliches Gefühl, soviel leichter und beweglicher zu sein? Damit Sie Ihren Erfolg nicht wieder zunichte machen, müssen Sie auch weiterhin Ihre Ernährung im Griff behalten. Sie haben ja inzwischen schon Routine bei der Kontrolle Ihrer Ernährung, und Sie werden vieles schon gefühlsmäßig richtig machen.

Befolgen Sie auch in den nächsten Wochen die Leitsätze für Ihr neues Eßverhalten! Prüfen Sie auch weiterhin Ihre Risikosituationen! Auch Ihre Tagesjouleanzahl müssen Sie weiterhin planen! Sie sind jetzt an eine geringe Energiezufuhr gewöhnt und müssen sich erst langsam und schrittweise wieder auf mehr einstellen. Je nachdem, ob Sie noch ein wenig abnehmen wollen oder nicht, können Sie mehr oder weniger schnell Ihre Energiezufuhr an Ihren tatsächlichen Bedarf anpassen.

Zur Orientierung der Teilnehmer sollen hier folgende **Richtwerte** für den täglichen Energieverbrauch nach Mehnert angeführt werden:

Energiebedarf bei Idealgewicht (Frauen)

Größe cm	Gewicht kg	leichte Arbeit		mittelschwere Arbeit		schwere Arbeit	
		kJ	kcal	kJ	kcal	kJ	kcal
155	47	8.064	1.920	10.584	2.520	12.684	3.020
160	51	8.484	2.020	11.004	2.620	13.104	3.120
165	55	8.484	2.020	11.088	2.640	13.104	3.120
170	60	8.862	2.110	11.382	2.710	13.524	3.220
175	64	8.862	2.110	11.382	2.710	13.524	3.220
180	68	9.282	2.210	11.802	2.810	13.902	3.310
185	72	9.282	2.210	11.802	2.810	13.902	3.310

Energiebedarf bei Idealgewicht (Männer)

Größe cm	Gewicht kg	leichte Arbeit		mittelschwere Arbeit		schwere Arbeit	
		kJ	kcal	kJ	kcal	kJ	kcal
155	50	8.862	2.110	11.382	2.710	13.902	3.310
160	54	9.282	2.210	11.508	2.740	14.322	3.410
165	59	9.660	2.300	12.180	2.900	14.700	3.500
170	63	10.080	2.400	12.600	3.000	15.120	3.600
175	68	10.080	2.400	12.600	3.000	15.120	3.600
180	72	10.584	2.520	13.104	3.120	15.624	3.720
185	77	11.004	2.620	13.524	3.220	16.044	3.820

Wenn Sie soweit sind, daß Sie die Energiezufuhr dem tatsächlichen Bedarf angepaßt haben, bleibt Ihr Gewicht gleich. Merken Sie sich die Joulezahl (Kalorienzahl), die Ihren **persönlichen Energiebedarf** ausmacht, und verwenden Sie sie als Richtschnur für Ihre gesamte zukünftige Ernährung!

Belohnen Sie sich weiterhin für jede Woche, in der Sie Ihr Gewicht gehalten haben!

Diätplan für 12 Wochen

Anleitung zur Handhabung des Diätplans

Bei den folgenden Diätvorschlägen handelt es sich um Rezepte einer gesunden Mischkost, die alle für den Körper notwendigen Stoffe auch während der Zeit der Gewichtsreduktion beinhaltet und die aus der österreichischen Küche stammt.

Diese Vorschläge sollen im großen und ganzen absolut eingehalten werden. Bei der Gewichtsabnahme haben Sie nur mit der größten Konsequenz den Erfolg, den Sie sich wünschen.

Natürlich kann es hin und wieder vorkommen, daß Sie von vornherein eine gewisse Abneigung gegen bestimmte Speisen empfinden. Dann dürfen Sie ausnahmsweise für diese besonderen Fälle Ersatzspeisen einplanen, die aber von der Beschaffenheit her den angegebenen Speisen ähnlich sein sollen, d. h., sie sollen den gleichen Nährwert und ähnliche Bestandteile aufweisen (Obst kann z. B. nicht durch Schokolade ersetzt werden).

Lassen Sie sich jedoch bei solchen Änderungen nicht von momentanen Bedürfnissen leiten, sondern planen Sie sie bald genug ein.

Die Diätangaben sind nach Wochen und Tagen gegliedert, wobei für jeden Tag fünf Mahlzeiten vorgesehen sind. Davon soll keine Mahlzeit ausgelassen werden, denn es bringt mehr Erfolg, die Nahrung auf fünf Mahlzeiten aufzuteilen als auf drei.

F Frühstück
V Vormittagsjause
M Mittagessen
N Nachmittagsjause
A Abendessen

Die Mittags- und Abendmahlzeiten können miteinander vertauscht werden, wenn es Ihre beruflichen Verhältnisse erfordern, so daß Sie die Hauptmahlzeit, die hier für mittags geplant ist, am Abend einnehmen.

Obst und Gemüse werden am besten frisch gegessen. Je nach Saison können aber auch Tiefkühlobst und -gemüse sowie Trockenobst verwendet werden.

Die Diätvorschläge beziehen sich auf eine wöchentliche Gewichtsüberprüfung am Dienstag abend bei den Gruppenzusammenkünften.

Darum beginnt jede Wocheneinheit mit dem Mittwoch:

1. Tag: Mittwoch
2. Tag: Donnerstag
3. Tag: Freitag
4. Tag: Samstag
5. Tag: Sonntag
6. Tag: Montag
7. Tag: Dienstag

Aus traditionellen Gründen ergibt sich, daß der dritte Tag (Freitag) einer Wocheneinheit meist der Fischtag ist. Das Sonntagsessen ist am fünften Tag geplant.

Am rechten Rand der Rezepte finden Sie den Nährwert der Speisen in Joule und Kalorien. Die erlaubte Jouleanzahl pro Tag ist 5.040 (= 1.200 Kalorien). Umplanungen können mit Hilfe einer Jouletabelle (Kalorientabelle) vorgenommen werden. Dabei ist jedoch zu beachten, daß das tägliche Joulelimit nicht überschritten wird.

Als solche Umplanung müßte von Ihnen auch der Konsum von kalorienhältigen Getränken vorgenommen werden, wenn sie nicht im Rezeptplan einkalkuliert sind.

Sie können alle kalorienfreien Getränke in beliebiger Menge konsumieren, wie z. B. Wasser, Mineralwasser, Tee, schwarzen Kaffee, Zitronenlimonade (ohne Zucker, eventuell mit Süßstoff).

Trinken Sie reichlich, jedoch kalorienfrei!

Auf Alkohol und süße alkoholfreie Getränke müssen Sie entweder verzichten, oder Sie planen solche Getränke statt anderer in den Diätvorschlägen angegebener Nahrung ein.

Abkürzungen:

1 cal	=	1 Kalorie = 4,18 Joule
EL	=	gestrichener Eßlöffel
gr.	=	groß
kl.	=	klein
KL	=	gestrichener Kaffeelöffel
l	=	Liter
Pkt.	=	Paket
St.	=	Stück
10 dag	=	100 Gramm
20 %	=	20 % Fett

1. Woche			kJ	kcal
1. Tag	F	Kaffee oder Tee mit Süßstoff		
		1 Scheibe Vollkornbrot (4,5 dag)	462	110
		3 dag Cottage Cheese	168	40
		1 Ei	378	90
		1 Tomate (5 dag)	42	10
	V	7 Zwetschken	294	70
	M	Geröstete Leber (20 dag)	1.218	290
		Gekochte Kartoffeln (10 dag)	336	80
		1 Portion gemischter Salat (Tomaten, grüner Salat, Fisolen, Kraut)	168	40
	N	1 Yoghurt (1 % Fett)	420	100
	A	1 Paar Frankfurter mit Senf	1.092	260
		1 Scheibe Vollkornbrot	462	110
			5.040	1.200
2. Tag	F	Kaffee oder Tee mit Süßstoff		
		1 Scheibe Vollkornbrot (4,5 dag)	462	110
		5 dag Topfen (20 %)	210	50
		1 Tomate (5 dag)	42	10
	V	1 Mandarine (5 dag)	84	20
	M	2 faschierte Laibchen (20 dag)	2.394	570
		2 kleine Kartoffeln (5 dag)	168	40
		Gurkensalat (25 dag)	126	30
		Mineralwasser		
	N	1/8 l Tomatensaft	126	30
	A	Eierspeise von 2 Eiern mit 1 Zwiebel und 1 EL Butter	1.302	310
		1 St. Knäckebrot	126	30
		Mineralwasser		
			5.040	1.200
3. Tag	F	Kaffee oder Tee mit Süßstoff		
		1 Scheibe Vollkornbrot (4,5 dag)	462	110
		1 KL Butter	210	50
		2 dag Tilsiter (30 %)	252	60
		3 Radieschen	126	30
	V	1 Yoghurt (1 % Fett)	420	100
	M	1 Portion Schollenfilet (15 dag), in etwas Öl gebraten	630	150
		Gekochte Kartoffeln (10 dag)	336	80
		1 große Portion grüner Salat	84	20
	N	15 dag Weintrauben	420	100
	A	10 dag Leberkäse	1.134	270
		10 dag Essiggurkerln	84	20
		1 Scheibe Schwarzbrot (4,5 dag)	504	120
		1/4 l Buttermilch	378	90
			5.040	1.200

			kJ	kcal
4. Tag	**F**	Kaffee oder Tee mit Süßstoff		
		1 Scheibe Vollkornbrot (4,5 dag)	462	110
		1 KL Butter	210	50
		3 dag Camembert (30 %)	294	70
		1/2 St. grüner Paprika (5 dag)	42	10
	V	3 St. Marillen (à 5 dag)	378	90
	M	1 Portion Rindsgulasch (25 dag)	1.218	290
		12 dag Kartoffeln oder 1 Semmel	462	110
		Mineralwasser		
	N	1/4 l Vollmilch	672	160
	A	1 große Schüssel gemischter Salat (Auswahl aus Tomaten, Gurken, Fisolen, Karotten, Kraut, Karfiol, grünem Salat, Zwiebeln)	630	150
		1 Ei	378	90
		1 Blatt magerer Preßschinken (2,5 dag)	294	70
			5.040	1.200
5. Tag	**F**	Kaffee oder Tee mit Süßstoff		
		1 Scheibe Vollkornbrot (4,5 dag)	462	110
		5 dag magerer Preßschinken	588	140
		3 St. Radieschen (à 4 dag)	126	30
		1 Tomate (10 dag)	84	20
	V	1/4 l Buttermilch	378	90
	M	1 Wiener Schnitzel (20 dag)	1.596	380
		10 dag gekochte Kartoffeln	336	80
		1 Portion gemischter Salat	168	40
		Mineralwasser		
	N	1/8 l Traubensaft	168	40
	A	Shrimpscocktail: auf 2 Blättern grünem Salat	42	10
		10 dag ausgelöste Krabben, vermischt mit der	420	100
		Sauce von 1 EL Topfen (20 %),	84	20
		2 EL Yoghurt, 1 EL Ketchup und Gewürzen,	84	20
		verziert mit 1 Tomate (5 dag)	42	10
		1 Scheibe Vollkornbrot (5 dag)	462	110
			5.040	1.200
6. Tag	**F**	1/4 l Vollmilch	672	160
		2,5 dag (6 Eßlöffel) Cornflakes	420	100
	V	1 Birne (15 dag)	378	90
	M	1 Portion grüner Salat mit 2 Radieschen	252	60
		1/2 Grillhuhn	1.218	290
		1 Portion grüne Fisolen	126	30
		Mineralwasser		
	N	1 Banane (15 dag)	588	140
	A	1 Karfiol, gekocht,	588	140
		mit 1,5 dag heißer Butter	462	110
		darüber und 2 EL Parmesan	336	80
			5.040	1.200

1. Woche			kJ	kcal
7. Tag	**F**	Kaffee oder Tee mit Süßstoff		
		1 Scheibe Vollkornbrot (4,5 dag)	462	110
		1,5 dag Butter	462	110
		1 KL Honig (1 dag)	126	30
	V	1/4 l Buttermilch	378	90
	M	1 Portion grüner Salat (10 dag) mit 1/2 KL Öl	252	60
		1 Portion (10 dag) gekochter Schinken	1.176	280
		1 Portion Sauerkraut (20 dag)	210	50
	N	1/8 l Karottensaft	42	10
	A	10 dag Aufschnitt	1.260	300
		1 Scheibe Schwarzbrot oder 4 St. Knäckebrot	504	120
		3 Radieschen	126	30
		1 Tomate	42	10
		Mineralwasser		
			5.040	1.200

2. Woche

			kJ	kcal
1. Tag	**F**	Kaffee oder Tee mit Süßstoff		
		1 Scheibe Vollkornbrot (4,5 dag)	462	110
		1 Ei	378	90
		1 KL Butter	210	50
		1 Tomate (5 dag)	42	10
	V	1 Yoghurt (1 % Fett)	420	100
	M	1 mageres Schweinskotelett, gegrillt (15 dag)	1.260	300
		20 dag Karfiol, in Wasser gedünstet	231	55
		5 dag grüner Salat mit 1 KL Öl	210	50
	N	1 Birne (15 dag)	378	90
	A	5 dag magerer Preßschinken	588	140
		2 St. Knäckebrot	252	60
		1/4 l Buttermilch	378	90
		1 Bund Radieschen	231	55
			5.040	1.200
2. Tag	**F**	Kaffee oder Tee mit Süßstoff		
		Müsli aus 2 dag Haferflocken (4 EL),	336	80
		1 Yoghurt (1 %),	420	100
		1 Apfel (12 dag), geraspelt,	252	60
		etwas Zitronensaft,		
		1 KL Honig	126	30
	V	1/8 l Karottensaft	42	10
	M	1 gefüllter Paprika in Tomatensauce: 1 kl. Paprika (6 dag), gefüllt mit 5 dag magerem, faschiertem Rindfleisch, mit einer halben kleingeschnittenen Zwiebel, Gewürzen, Kräutern und 1 EL Magertopfen; Sauce aus frischen Tomaten mit sehr wenig Einbrenn	1.260	300
		10 dag in der Schale gekochte Kartoffeln	357	85
		1 Portion grüner Salat mit 1 KL Öl, Zitronensaft und Kräutern	210	50
	N	1/4 l Buttermilch	378	90
	A	Eisalat aus 2 harten Eiern	756	180
		mit der Sauce von 2 EL Magertopfen, 2 EL Yoghurt, 1 EL Senf, mit Kräutern und Gewürzen nach Belieben	294	70
		3 Blätter grüner Salat und 3 Radieschen zur Garnierung	147	35
		1 Schnitte Vollkornbrot	462	110
		Mineralwasser		
			5.040	1.200
3. Tag	**F**	Kaffee oder Tee mit Süßstoff		
		1 Schnitte Vollkornbrot (4,5 dag)	462	110
		1 dag Butter (1 KL)	336	80

			kJ	kcal
3. Tag	F	3 dag Camembert (30 %)	294	70
		1 Tomate (5 dag)	42	10
	V	1 Apfel (12 dag)	252	60
	M	Fischfilet mit Paprikagemüse:		
		15 dag Kabeljau (Dorsch),	504	120
		1 KL Öl, Gewürze,	168	40
		12 dag Paprika,	126	30
		10 dag Tomaten,	42	10
		5 dag Zwiebel,	84	20
		2 dag (1 EL) Tomatenmark, 1 EL Öl	420	100
		10 dag gekochte Kartoffeln	357	85
		1 Portion grüner Salat mit 1 KL Öl	210	50
	N	10 dag Marillen	252	60
	A	1 St. Knäckebrot	126	30
		1 Scheibe Vollkornbrot	462	110
		10 dag Topfen (20 %), mit 1/2 Becher Yoghurt (1 %), Kräutern und Gewürzen verrührt	672	160
		20 dag blättriggeschnittener Rettich, etwas gesalzen	231	55
			5.040	1.200
4. Tag	F	Kaffee oder Tee mit Süßstoff		
		1 Schnitte Vollkornbrot (4,5 dag)	462	110
		5 dag Topfen (20 %)	231	55
		1 KL Marmelade	84	20
	V	1/4 l Vollmilch	672	160
	M	Gemüseplatte mit Spiegelei:		
		10 dag Karotten,	147	35
		10 dag Fisolen,	126	30
		10 dag Kohlsprossen,	210	50
		10 dag Karfiol,	105	25
		10 dag Tomaten,	84	20
		1 EL Butter, Gewürze,	462	110
		1 Spiegelei mit 1 KL Öl,	546	130
		10 dag Kartoffeln	357	85
	N	10 dag Heidelbeeren mit 1/2 Becher Yoghurt (1 %) und Süßstoff	462	110
	A	10 dag Beef tartar mit	525	125
		2,5 dag Zwiebel und Gewürzen	42	10
		1 Schnitte Vollkornbrot (4,5 dag)	462	110
		1 Essiggurke (7,5 dag)	63	15
			5.040	1.200
5. Tag	F	Kaffee oder Tee mit Süßstoff		
		1 Scheibe Vollkornbrot (4,5 dag)	462	110
		5 dag Preßschinken	588	140
		1 Tomate	42	10
	V	1 Pfirsich (12 dag)	252	60

2. Woche			kJ	kcal
5. Tag	**M**	Champignonschnitzel aus 15 dag Kalbfleisch,	693	165
		1 KL Öl,	168	40
		5 dag Champignons und Gewürzen	126	30
		3 dag Reis (roh gewogen)	504	120
		1 Portion (10 dag) Tomatensalat mit 1 KL Öl	252	60
	N	Apfelkompott aus 1 Apfel (12 dag), Zitronensaft und Süßstoff	252	60
	A	Schinkenomelette aus 5 dag Schinken,	588	140
		2 Eiern,	756	180
		5 dag Zwiebel, Schnittlauch und Gewürzen	84	20
		1 Portion gemischter Salat	273	65
			5.040	1.200
6. Tag	**F**	Kaffee oder Tee mit Süßstoff		
		1 St. Vollkornbrot (4,5 dag)	462	110
		5 dag Edamer	483	115
		1 Tomate	42	10
	V	1/4 l Buttermilch	378	90
	M	Zwiebelrostbraten von 15 dag Rindfleisch,	1.386	330
		1 KL Öl,	168	40
		5 dag Zwiebel, Gewürzen	84	20
		3 dag Teigwaren (roh gewogen)	504	120
		1 Portion gemischter Salat	168	40
	N	1 Grapefruit (20 dag)	252	60
	A	20 dag Spinat mit 1 KL Butter und Gewürzen	420	100
		1 Spiegelei (1 KL Öl)	546	130
		1 Kartoffel (5 dag)	147	35
			5.040	1.200
7. Tag	**F**	1/4 l Vollmilch	672	160
		5 EL Haferflocken	420	100
		1 KL Honig	126	30
	V	1 Apfel (12 dag)	252	60
	M	Hirn mit Ei:		
		20 dag Hirn,	1.092	260
		5 dag Zwiebel,	84	20
		1 KL Butter, Gewürze und Kräuter,	210	50
		1 Ei	378	90
		1 Portion grüner Salat	168	40
	N	7 Zwetschken	336	80
	A	1 Scheibe Vollkornbrot (4,5 dag)	462	110
		10 dag Lachsschinken	588	140
		25 dag Wassermelone	252	60
			5.040	1.200

3. Woche			kJ	kcal
1. Tag	F	¼ l Vollmilch	672	160
		4 EL Haferflocken	336	80
		1 KL Honig (1 dag)	126	30
	V	1 Apfel (12 dag)	252	60
	M	1 Rindsroulade von 15 dag Rindfleisch,	1.386	330
		1 dag Gurkerln,		
		1 dag Karotten,	42	10
		1 dag Zwiebel,		
		¼ gekochtes Ei, Gewürzen,	84	20
		1 KL Öl	168	40
		10 dag Kartoffeln	357	85
		Gemischter Salat: 5 dag grüner Salat,		
		10 dag Tomaten, 10 dag Gurken, 1 KL Öl,		
		Gewürze	336	80
	N	⅛ l Karottensaft oder 1 gr. Karotte	42	10
	A	Champignonomelette: 2 Eier,	756	180
		10 dag Champignons, Gewürze,	273	65
		2 dag Zwiebel,	42	10
		1 KL Öl	168	40
			5.040	1.200
2. Tag	F	Kaffee oder Tee mit Süßstoff		
		1 Scheibe Vollkornbrot	462	110
		5 dag Schinkenwurst	630	150
		1 Tomate (5 dag)	42	10
	V	¼ l Buttermilch	378	90
	M	20 dag Hühnerleber	1.260	300
		5 dag Zwiebel, Kräuter und Gewürze	84	20
		1 KL Öl	168	40
		10 dag Kartoffeln	357	85
		1 Portion Endiviensalat (8 dag) mit 2 dag		
		Zwiebel und 1 KL Öl	252	60
	N	5 dag rohes Sauerkraut	42	10
	A	Käseplatte von 10 dag Topfen (20 %) mit	462	110
		Wasser, Kräutern, Gewürzen,		
		5 dag magerem Schnittkäse (25 %),	504	120
		1 Tomate (10 dag) und ein paar Blätter		
		grüner Salat, 8 dag Radieschen	147	35
		2 St. Knäckebrot	252	60
			5.040	1.200
3. Tag	F	Kaffee oder Tee mit 3 EL Vollmilch	126	30
		1 Scheibe Vollkornbrot	462	110
		1 Schnitte Leberpastete (3 dag)	462	110
		3 Radieschen (4 dag)	42	10
	V	1 Kiwi	252	60
	M	20 dag Seelachs, gedünstet,	924	220
		mit 5 dag Zwiebeln und Gewürzen,	84	20

3. Woche			kJ	kcal
3. Tag	M	1 KL Öl zum Anbraten	168	40
		25 dag Karfiol, gedünstet	588	140
		5 dag Endiviensalat mit einer Sauce aus 1 KL Öl, Zitronensaft und Kräutern	210	50
	N	1 Yoghurt (1 % Fett)	420	100
	A	Kalte Platte von 5 dag Corned beef,	630	150
		1 Essiggurke (5 dag),	42	10
		1 harten Ei	378	90
		2 St. Knäckebrot	252	60
			5.040	1.200
4. Tag	F	Kaffee oder Tee ohne Zucker mit 3 EL Vollmilch	126	30
		1 Scheibe Vollkornbrot (4,5 dag)	462	110
		5 dag Topfen (20 %)	231	55
		1 EL Marmelade	168	40
	V	1/4 l Magermilch	420	100
	M	1 Paar Schweinsbratwürstel (15 dag)	2.310	550
		20 dag Sauerkraut (ohne Fett)	210	50
		10 dag Kartoffeln	357	85
	N	1/8 l frischer Grapefruitsaft	126	30
	A	25 dag grüne Fisolen, gedünstet,	315	75
		1 dag zerlassene Butter darüber	315	75
			5.040	1.200
5. Tag	F	Kaffee oder Tee mit Süßstoff und 3 EL Vollmilch oder 5 EL Magermilch	126	30
		1 Scheibe Vollkornbrot	462	110
		5 dag Lachsschinken	294	70
		2 dag (2 EL) Topfen (20 %)	84	20
		1 weiches Ei	378	90
	V	1/8 l Orangensaft	210	50
	M	20 dag Kalbsschnitzel Natur	924	220
		1/2 Tasse Saft mit 1 EL Öl	336	80
		20 dag Spargel oder 10 dag Mischgemüse, in Wasser gedünstet	168	40
		8 dag Endiviensalat mit 1 KL Öl und 2 dag Zwiebel	252	60
	N	10 dag Weintrauben	294	70
	A	Gefüllte Tomaten von 15 dag Tomaten,	126	30
		10 dag Topfen (20 %), Gewürzen und Kräutern,	462	110
		3 EL Yoghurt,	126	30
		5 dag Zwiebel	84	20
		5 dag grüner Salat mit 1 KL Öl	252	60
		1 Scheibe Vollkornbrot	462	110
			5.040	1.200

3. Woche			kJ	kcal
6. Tag	**F**	Kaffee oder Tee mit 3 EL Vollmilch	126	30
		1 Scheibe Vollkornbrot (4,5 dag)	462	110
		1 EL Butter (1,5 dag)	462	110
		1 Tomate (5 dag)	42	10
	V	1 Birne (15 dag)	378	90
	M	15 dag gekochte Rindszunge	1.386	330
		10 dag Kartoffelpüree	378	90
		20 dag Salat von roten Rüben	462	110
	N	1 St. Kohlrabi (15 dag)	84	20
	A	Eierspeise von 2 Eiern,	756	180
		1 EL Milch,	42	10
		1 KL Butter, Gewürze	210	50
		2 St. Knäckebrot	252	60
			5.040	1.200
7. Tag	**F**	1/4 l Vollmilch, evtl. mit Süßstoff	672	160
		2,5 dag Cornflakes (6 EL)	420	100
	V	7 Zwetschken (à 2,5 dag)	294	70
	M	10 dag gebratener Leberkäse,	1.134	270
		1 KL Öl	168	40
		10 dag gekochte Kartoffeln	357	85
		1 Portion Gurkensalat (25 dag) mit 1 KL Öl	252	60
	N	Kompott von 10 dag Marillen mit Süßstoff und Gewürzen	252	60
	A	10 dag Weißwurst	1.092	260
		mit Senf und Kren	105	25
		1 Essiggurke (5 dag)	42	10
		1 Tomate	42	10
		1/2 Schnitte Vollkornbrot (2,25 dag)	210	50
			5.040	1.200

4. Woche			kJ	kcal
1. Tag	F	Kaffee oder Tee mit 5 EL Magermilch	126	30
		1 Scheibe Vollkornbrot (4,5 dag)	462	110
		1 dag Butter	336	80
		1 EL Marmelade	168	40
	V	1 Birne (15 dag)	378	90
	M	15 dag gebratene Schweinsleber,	1.218	290
		1 KL Öl	168	40
		20 dag gemischter Salat mit 1 KL Öl	378	90
	N	1/8 l Tomatensaft	126	30
	A	1 Knackwurst	1.386	330
		in Essig und Öl (1/2 KL), Gewürze,	84	20
		5 dag Zwiebel	84	20
		1 St. Knäckebrot	126	30
			5.040	1.200
2. Tag	F	Kaffee oder Tee mit Süßstoff		
		1 Scheibe Vollkornbrot (4,5 dag)	462	110
		5 dag Doppelrahm-Schmelzkäse	756	180
		1 Tomate (5 dag)	42	10
	V	2 Karotten (10 dag)	147	35
	M	15 dag Tafelspitz	1.386	330
		20 dag Kohl	378	90
		5 dag Kartoffeln	147	35
	N	1/4 l Apfelmus mit Süßstoff	420	100
	A	Belegtes Brot: 1 Scheibe Vollkornbrot, 3 EL Magertopfen, 4 dag Frischwurst, ein paar Zwiebelringe und Tomatenscheiben bzw. Essiggurkenscheiben	1.302	310
			5.040	1.200
3. Tag	F	1/4 l Magermilch	483	115
		1 Scheibe Vollkornbrot (4,5 dag)	462	110
		5 dag Magertopfen	189	45
	V	10 dag Tomaten	84	20
	M	15 dag Heilbutt, gebraten	840	200
		1 KL Öl	168	40
		10 dag Kartoffeln	294	70
		Salatteller: 10 dag Endivien,	84	20
		10 dag Bohnen,	735	175
		5 dag Zwiebel,	84	20
		1 KL Öl	168	40
	N	1 Grapefruit (15 dag)	189	45
	A	5 dag Leberkäse, aufgeschnitten 1 Scheibe Vollkornbrot (4,5 dag) 3 KL Magertopfen 1 kl. Paprikaschote	1.260	300
			5.040	1.200

4. Woche			kJ	kcal
4. Tag	F	Kaffee oder Tee mit 5 EL Magermilch	126	30
		1 Scheibe Vollkornbrot (4,5 dag)	462	110
		1 dag Butter	336	80
		1 Tomate (5 dag)	42	10
	V	1 Apfel (12 dag)	252	60
	M	1 Krautroulade: 2 große Krautblätter, mit heißem Wasser abgebrüht, gefüllt mit 10 dag Faschiertem,	1.197	285
		vermischt mit 5 dag geriebener, gekochter Kartoffel,	168	40
		1 kl. Ei und Gewürzen,	336	80
		gebraten in 1 KL Öl, mit Wasser aufgießen und dünsten	168	40
		20 dag Endiviensalat mit 5 dag Zwiebel und 1 KL Öl	399	95
	N	10 dag Weintrauben	294	70
	A	1 Scheibe Vollkornbrot (4,5 dag)	462	110
		10 dag Kochkäse	756	180
		4 dag Radieschen	42	10
			5.040	1.200
5. Tag	F	Kaffee oder Tee mit 5 EL Magermilch	126	30
		Eierspeise von 2 Eiern	756	180
		mit 5 dag kleingehackter Zwiebel,	84	20
		etwas angeröstet in 0,5 dag Butter	168	40
		1 St. Knäckebrot	126	30
	V	1 Kiwi	252	60
	M	20 dag Kalbsbraten	1.176	280
		1/2 Tasse Bratensaft	126	30
		20 dag gedünsteter Karfiol	252	60
		1 Portion gemischter Salat mit 1 KL Öl	378	90
	N	1/4 l Kompott nach eigener Wahl mit Süßstoff	420	100
	A	10 dag Corned beef oder Frühstücksfleisch,	924	220
		in Scheiben geröstet (Teflonpfanne ohne Fett), mit 25 dag blättrig geschnittenen Melanzane gedünstet	252	60
			5.040	1.200
6. Tag	F	Kaffee oder Tee mit 5 EL Magermilch	126	30
		1 Scheibe Vollkornbrot (4,5 dag)	462	110
		3 dag Mettwurst	756	180
		1/2 Paprikaschote (6 dag)	63	15
	V	1/8 l frischer Grapefruitsaft	126	30
	M	1 gebratene Weißwurst (10 dag)	1.092	260
		10 dag Kartoffeln	357	85
		20 dag Spinat mit 1 EL Einbrenn	546	130
	N	1/4 l Magermilch (warm)	462	110

			kJ	kcal
6. Tag	**A**	10 dag Liptauer aus zwanzigprozentigem Topfen, Zwiebel, Knoblauch, Gewürzen, Wasser	546	130
		1 Scheibe Vollkornbrot (4,5 dag)	462	110
		1 Tomate (5 dag)	42	10
			5.040	1.200
7. Tag	**F**	1/4 l Magermilch	483	115
		1 KL Honig	126	30
		2,5 dag Cornflakes (6 EL)	420	100
	V	10 Zwetschken (à 2,5 dag)	420	100
	M	20 dag Naturschnitzel vom Schwein,	1.428	340
		1 KL Öl	168	40
		10 dag Kartoffeln	294	70
		25 dag Gurkensalat mit 1 KL Öl	273	65
	N	1 Mageryoghurt	252	60
	A	5 dag Bündner Fleisch	504	120
		1 Scheibe Vollkornbrot (4,5 dag)	462	110
		10 dag Tomaten	84	20
		1 Paprikaschote (12 dag)	126	30
			5.040	1.200

5. Woche			kJ	kcal
1. Tag	F	Kaffee oder Tee mit 5 EL Magermilch	126	30
		1 Scheibe Vollkornbrot (4,5 dag)	462	110
		3 dag Corned beef	294	70
		1 Tomate (5 dag)	42	10
		5 dag Magertopfen	189	45
	V	1 Birne (15 dag)	378	90
	M	Szegediner Gulasch:		
		10 dag abgezogene Schweinsschulter,	1.617	385
		mit 5 dag Zwiebel angeröstet,	84	20
		mit Gewürzen gedünstet,		
		mit 20 dag Sauerkraut fertigdünsten	210	50
	N	1/8 l Karottensaft	42	10
	A	1 Champignonomelette von 2 Eiern mit		
		Gewürzen,	756	180
		10 dag Champignons,	273	65
		1 KL Butter	231	55
		1 Portion gemischter Salat mit 1 KL Öl	336	80
			5.040	1.200
2. Tag	F	Kaffee oder Tee mit 5 EL Magermilch	126	30
		1 Scheibe Vollkornbrot	462	110
		5 dag Preßschinken	588	140
		2 Radieschen (8 dag)	84	20
	V	1 Apfel (12 dag)	252	60
	M	Truthahnschnitzel Natur (15 dag)	1.449	345
		20 dag Mischgemüse (Erbsen, Karotten)	546	130
		10 dag Tomatensalat (1 KL Öl)	294	70
	N	1/4 l Magermilch	462	110
	A	Obstsalat mit Yoghurtsoße:		
		1 kl. Apfel (10 dag),	210	50
		1 kl. Orange (10 dag),	189	45
		5 dag Weintrauben,	147	35
		Zitronensaft, Süßstoff, 1 EL Rum,	105	25
		3 EL Yoghurt	126	30
			5.040	1.200
3. Tag	F	Kaffee oder Tee mit 5 EL Magermilch	126	30
		1 Schnitte Vollkornbrot (4,5 dag)	462	110
		10 dag Topfen (20 %)	462	110
		1 KL Marmelade	84	20
	V	10 dag Weintrauben	294	70
	M	1 Forelle (15 dag),	672	160
		in 1 EL Butter (1,5 dag) gebraten	462	110
		10 dag Kartoffeln	357	85
		10 dag Endiviensalat mit 1 KL Öl	252	60
	N	2 Ananasscheiben	252	60

5. Woche			kJ	kcal
3. Tag	A	Käsebrot: 1 Scheibe Vollkornbrot,	462	110
		3 dag Topfen (20 %),	147	35
		5 dag Tilsiter (30 %)	630	150
		1/4 l Buttermilch	378	90
			5.040	1.200
4. Tag	F	Kaffee oder Tee mit 5 EL Magermilch	126	30
		1 Scheibe Vollkornbrot (4,5 dag)	462	110
		1,5 dag Butter	462	110
		1 KL Honig	126	30
	V	15 dag Kohlrabi	84	20
	M	20 dag geröstete Niere	1.092	260
		5 dag Zwiebel, Gewürze	84	20
		1 EL Öl,	336	80
		1 EL Mehl (1 dag) zum Stauben	147	35
		20 dag gedünstete Fisolen (ohne Fett)	252	60
		1 Portion gemischter Salat mit 1 KL Öl	378	90
	N	1 Apfel (12 dag)	252	60
	A	Eiersalat mit Yoghurtsauce:		
		2 harte Eier, in Scheiben geschnitten,	756	180
		1/2 Yoghurt mit Senf, Ketchup und verschiedenen anderen Gewürzen, Schnittlauch	315	75
		1 St. Knäckebrot	126	30
		1 Tomate (5 dag)	42	10
			5.040	1.200
5. Tag	F	Kaffee oder Tee mit 5 EL Magermilch	126	30
		Karottenmüsli: 2 geriebene Karotten (10 dag),	147	35
		3 dag Haferflocken (5 EL),	504	120
		3 EL Yoghurt,	105	25
		2 zerkleinerte Walnüsse, Zitronensaft, Süßstoff	462	110
	V	1 Kiwi	210	50
	M	20 dag gebratenes Wild nach eigener Wahl	924	220
		1/2 Tasse Bratensaft	126	30
		20 dag Blaukraut mit 1 KL Fett	336	80
		10 dag Kartoffeln	357	85
	N	1/8 l Traubensaft	189	45
	A	Apfelreis:		
		5 dag ungeschälter Reis (roh gewogen),	735	175
		1/8 l Vollmilch, 1/8 l Wasser, Süßstoff,	336	80
		1 Apfel (12 dag),	252	60
		2 dag Rosinen	231	55
			5.040	1.200
6. Tag	F	Kaffee oder Tee mit 5 EL Magermilch	126	30
		1 Scheibe Vollkornbrot (4,5 dag)	462	110

5. Woche			kJ	kcal
6. Tag	**F**	5 dag Edamer (40 %)	504	120
		1 Tomate	42	10
	V	1 kl. Banane (10 dag)	378	90
	M	Überbackene Aubergine (25 dag):	252	60
		Zitronensaft, 5 dag Zwiebel,	84	20
		10 dag Faschiertes,	1.197	285
		2 Tomaten (10 dag),	84	20
		1 KL Öl, Salz, Pfeffer, Paprika, Muskat	336	80
		1/8 l leere Suppe	147	35
		1 dünne Scheibe Edamer (2 dag)	210	50
	N	1/8 l Buttermilch mit 10 dag Heidelbeeren,		
		Süßstoff	420	100
	A	1 Teller Gulaschsuppe	672	160
		1 St. Knäckebrot	126	30
			5.040	1.200
7. Tag	**F**	Kaffee oder Tee mit 5 EL Magermilch	126	30
		1 Scheibe Vollkornbrot (4,5 dag)	462	110
		3 dag Camembert	420	100
		1 kl. Paprikaschote	84	20
	V	1 Yoghurt (1 % Fett)	420	100
	M	Filetsteak à la provençale:		
		15 dag Rindsfilet,	1.260	300
		1 Knoblauchzehe, Pfeffer, 1 KL Öl, Salz,	336	80
		1 Zwiebel (3 dag),	84	20
		4 Tomaten (20 dag),	168	40
		1 Zucchini (20 dag),		
		Kräuter der Provence, Petersilie	210	50
	N	Vanillemilch: 1/4 l Magermilch mit dem		
		ausgeschabten Mark einer Vanilleschote,		
		Süßstoff	462	110
	A	Kartoffeln mit Topfen: 15 dag Kartoffeln,	546	130
		10 dag Topfen (20 %),		
		Kräuter, Gewürze, Wasser	462	110
			5.040	1.200

6. Woche			kJ	kcal
1. Tag	F	Kaffee oder Tee mit 5 EL Magermilch	126	30
		1 Scheibe Vollkornbrot (4,5 dag)	462	110
		5 dag Topfen (20 %)	231	55
		1 KL Marmelade	84	20
	V	1 Apfel (12 dag)	252	60
	M	2 in Wasser gekochte Leberknödel von		
		10 dag faschierter Schweinsleber,	609	145
		10 dag Faschiertem,	1.197	285
		1 kl. Ei,	336	80
		1 KL Semmelbröseln, Gewürzen	84	20
		20 dag gedünstetes Sauerkraut	210	50
	N	Zwetschkenmus: 25 dag entkernte Zwetschken, als Kompott zubereitet, im Mixer pürieren	420	100
	A	5 dag Roastbeef	546	130
		5 dag Topfen (20 %)	231	55
		2 St. Knäckebrot	252	60
			5.040	1.200
2. Tag	F	Kaffee oder Tee mit 5 EL Magermilch	126	30
		1 Scheibe Vollkornbrot (4,5 dag)	462	110
		1 dag Butter	336	80
		1 KL Honig	126	30
	V	Saft einer Grapefruit	126	30
	M	Pariser Schnitzel: 20 dag Kalbsschnitzel,	924	220
		Salz, etwas Mehl, 1 Ei,	420	100
		1 KL Öl	168	40
		10 dag Kartoffeln	357	85
		10 dag Endiviensalat mit 1 KL Öl	252	60
	N	1 Kiwi	252	60
	A	Karfiol mit Fleischgemüse: 1 gekochter Karfiol (25 dag) mit dem Letscho von 1 KL Öl, 5 dag Zwiebeln, 10 dag Corned beef, 10 dag Tomaten, 10 dag grünen Paprikaschoten, 3 halbierten schwarzen Oliven, 1 zerdrückten Knoblauchzehe	1.491	355
			5.040	1.200
3. Tag	F	1/4 l Vollmilch	672	160
		2,5 dag Cornflakes (6 EL), Süßstoff	420	100
	V	10 dag Weintrauben	294	70
	M	15 dag Fischstäbchen	798	190
		1 EL Öl	336	80
		10 dag Kartoffeln	357	85
		25 dag Gurkensalat mit 1 KL Öl	273	65

6. Woche			kJ	kcal
3. Tag	N	1/8 l Karottensaft	42	10
	A	Käseplatte: 5 dag Edamer (40 %),	504	120
		5 dag Emmentaler,	840	200
		5 dag Magertopfen, als Liptauer zubereitet	168	40
		2 Tomaten (à 5 dag)	84	20
		2 St. Knäckebrot	252	60
			5.040	1.200
4. Tag	F	Kaffee oder Tee mit 5 EL Magermilch	126	30
		1 Scheibe Vollkornbrot (4,5 dag)	462	110
		5 dag Preßschinken	588	140
		1 Tomate (5 dag)	42	10
	V	1 Yoghurt (1 % Fett)	420	100
	M	Frühlingsleber		
		von 20 dag Schweinsleber, klein geschnitten,	1.218	290
		5 dag Zwiebel, in 1 KL Öl angeröstet,	252	60
		10 dag zerkleinertem Gemüse zum Mitdünsten		
		(Karfiol, Erbsen, Perlzwiebeln), Gewürzen	147	35
		10 dag Kartoffeln	357	85
	N	1 Birne (15 dag)	378	90
	A	2 Spiegeleier,	756	180
		1 KL Butter	210	50
		10 dag Spargel	84	20
			5.040	1.200
5. Tag	F	Kaffee oder Tee mit 5 EL Magermilch	126	30
		1 Scheibe Vollkornbrot (4,5 dag)	462	110
		5 dag Lachsschinken	294	70
		5 dag Magertopfen	189	45
		1/2 Paprikaschote (6 dag)	63	15
	V	1 kl. Banane (10 dag)	420	100
	M	20 dag magerer Schweinebraten	1.260	300
		10 dag Kartoffeln	357	85
		20 dag Krautsalat ohne Fett	126	30
	N	Topfencreme von 5 dag Magertopfen,	189	45
		3 EL Yoghurt, Süßstoff,	126	30
		10 dag Heidelbeeren ohne Zucker	252	60
	A	Belegtes Brot:		
		1 Schnitte Vollkornbrot (4,5 dag),	462	110
		3 dag Cottage Cheese,	168	40
		3 dag Bündner Fleisch,	336	80
		1 dag Camembert,	126	30
		1 Essiggurkerl (5 dag)	42	10
		1 Tomate (5 dag)	42	10
			5.040	1.200

6. Woche			kJ	kcal
6. Tag	F	1/4 l Vollmilch	672	160
		5 EL Haferflocken	420	100
		1 KL Honig	126	30
	V	1 Apfel (12 dag)	252	60
	M	20 dag gekochte Kalbszunge	1.134	270
		20 dag Kartoffelpüree	756	180
		20 dag Rote-Rüben-Salat	420	100
	N	Zitronentee mit Süßstoff	42	10
	A	10 dag angebratenes Corned beef	840	200
		20 dag Spinat Natur	210	50
		5 dag Kartoffeln	168	40
			5.040	1.200
7. Tag	F	Kaffee oder Tee mit 5 EL Magermilch	126	30
		1 Schnitte Vollkornbrot (4,5 dag)	462	110
		10 dag Cottage Cheese	504	120
		1 Tomate (5 dag)	42	10
		3 dag Lachsschinken	168	40
	V	1 Mageryoghurt	252	60
	M	20 dag gebratene Hühnerbrust	924	220
		1 EL Öl	336	80
		15 dag Kohlrabi, in 1 dag Butter gedünstet	420	100
	N	1 gemischter Salat	420	100
	A	Tatarbrot: 1 Scheibe Schwarzbrot (4,5 dag),	504	120
		12 dag Beef tartar,	840	200
		1 Tomate (5 dag)	42	10
			5.040	1.200

7. Woche			kJ	kcal
1. Tag	F	Kaffee oder Tee mit 5 EL Magermilch	126	30
		1 Scheibe Vollkornbrot (4,5 dag)	462	110
		2 dag Streichwurst	420	100
		3 dag Cottage Cheese	168	40
		2 Radieschen (8 dag)	84	20
	V	1/8 l Karottensaft	42	10
	M	Beuschel: 10 dag Kalbsherz, 10 dag Kalbslunge, 1 Zwiebel, Suppengrün, 1 Lorbeerblatt, Salz, 1 EL Einbrenn, Petersilie, Zitronenschale, Thymian, Pfeffer, 1 EL Yoghurt, etwas Senf, Zitronensaft	1.638	390
		10 dag grüner Salat mit 1 KL Öl	210	50
	N	Topfencreme von 10 dag Magertopfen,	378	90
		1/2 Yoghurt, Süßstoff,	210	50
		10 dag ungezuckerten Himbeeren	168	40
	A	1 Scheibe Vollkornbrot (4,5 dag)	462	110
		5 dag Lachsschinken	294	70
		3 dag Camembert (30 %)	294	70
		1 große Tomate (10 dag)	84	20
			5.040	1.200
2. Tag	F	Kaffee oder Tee mit 5 EL Magermilch	126	30
		1 Scheibe Vollkornbrot (4,5 dag)	462	110
		3 dag Cottage Cheese	168	40
		5 dag Preßschinken	588	140
		1 Tomate (5 dag)	42	10
	V	1 Apfel (12 dag)	252	60
	M	Putengulasch: 12 dag in Würfel geschnittene Putenbrust, 1 KL Öl, 1 KL Edelsüßpaprika, etwas Wasser, 1/2 geschnittene Paprikaschote, 20 dag Tomaten, etwas Ketchup, 10 dag dünngeschnittene Kartoffeln mitdünsten, Salz, Pfeffer, Petersilie, Schnittlauch	1.554	370
	N	1/4 l Vollmilch (warm)	672	160
	A	Gemischte Salatplatte	672	160
		mit 1 Ei und 2,5 dag Preßschinken	504	120
			5.040	1.200
3. Tag	F	Kaffee oder Tee mit 5 EL Magermilch	126	30
		1 Scheibe Vollkornbrot (4,5 dag)	462	110
		3 dag Brie (50 %)	462	110
		1/2 Paprikaschote (6 dag)	63	15
	V	Saft einer Grapefruit	168	40
	M	Krautrouladen mit Fischfüllung: 2 große, abgebrühte Krautblätter, gefüllt mit 15 dag Schollenfilet, in dünne Scheiben		

			kJ	kcal
3. Tag	M	geschnitten, gesalzen und mit Zitronensaft beträufelt, mit der Masse von 3 dag kleingehackten Krabben und einer Sardelle, 1 EL Yoghurt und Kräutern bestrichen; 1 KL Öl, etwas leere Suppe zum Aufgießen	1.113	265
		10 dag Kartoffeln	357	85
		15 dag Endiviensalat mit 1 KL Öl	273	65
	N	1 Birne (15 dag)	378	90
	A	Krabbenomelette: 7 dag Krabben,	294	70
		2 Eier,	756	180
		0,5 dag Butter, Petersilie, Salz	168	40
		20 dag Rote-Rüben-Salat	420	100
			5.040	1.200
4. Tag	F	Kaffee oder Tee mit 5 EL Magermilch	126	30
		1 Scheibe Vollkornbrot (4,5 dag)	462	110
		5 dag Preßschinken	588	140
		1 Tomate (5 dag)	42	10
	V	1/8 l Karottensaft	42	10
	M	Serbisches Reisfleisch: 12 dag Kalbsschulter, 1 KL Öl, 4 dag Reis, 1/4 l klare Suppe, 6 dag Erbsen, 1 KL Tomatenmark, 3 dag Champignons, Salz, Pfeffer, Paprika	1.575	375
		1 Portion gemischter Salat mit 1 KL Öl	378	90
	N	Zabaione: 1 Eigelb, 1/2 Eischale Zucker, 1/2 Eischale Marsala im Wasserbad cremig schlagen	672	160
	A	Bunter Teller: 1 hartes Ei,	378	90
		1 EL Kaviar (1 dag),	126	30
		4 dag Topfen (20 %),	168	40
		2,5 dag Lachsschinken,	147	35
		5 dag Senfgurke, 5 dag Tomate	84	20
		2 St. Knäckebrot	252	60
			5.040	1.200
5. Tag	F	Kaffee oder Tee mit 5 EL Magermilch	126	30
		1 Scheibe Vollkornbrot (4,5 dag)	462	110
		1 weiches Ei	378	90
		5 dag Lachsschinken	294	70
		1 Tomate (5 dag)	42	10
	V	1 Kiwi	168	40
	M	Beefsteak mit Spiegelei:		
		20 dag Rindslungenbraten,	924	220
		1 Ei,	378	90
		1 KL Öl zum Braten,	168	40
		1 EL Senf, 1 EL Ketchup, 5 dag Zwiebel	210	50

7. Woche			kJ	kcal
5. Tag	M	10 dag Kartoffeln	357	85
		1 gemischter Salat mit 1 KL Öl	420	100
	N	1/4 l Orangenjuice	399	95
	A	Gemischte Gemüseplatte (50 dag Karotten, Karfiol, Kohlrabi) mit 1 EL Butter	714	170
			5.040	1.200
6. Tag	F	Kaffee oder Tee mit 5 EL Magermilch	126	30
		1 Scheibe Vollkornbrot (4,5 dag)	462	110
		5 dag Topfen (20 %)	231	55
		1 EL Marmelade	168	40
	V	1/8 l Karottensaft	42	10
	M	15 dag Schweinskotelett (ohne Knochen),	2.268	540
		1 KL Öl	168	40
		20 dag Krautsalat ohne Fett	126	30
	N	Kompott von 12 dag Apfel mit Süßstoff	252	60
	A	Rettichtopfen: 10 dag Topfen (20 %),	462	110
		3 EL Yoghurt,	168	40
		1 mittelgroßer Rettich, geraspelt, gesalzen und ausgedrückt,	231	55
		5 dag kleingeschnittene Zwiebel, Koriander, Salz, Schnittlauch	84	20
		2 St. Knäckebrot	252	60
			5.040	1.200
7. Tag	F	Kaffee oder Tee mit 5 EL Magermilch	126	30
		1 Scheibe Vollkornbrot (4,5 dag)	462	110
		1 dag Butter	336	80
		1 KL Honig	126	30
	V	10 dag Weintrauben	294	70
	M	Gemüse-Fleisch-Laibchen:		
		10 dag Faschiertes,	1.197	285
		10 dag vorgedünstetes Gemüse (Kohl, Karfiol, Erbsen, Karotten),	210	50
		1 kl. Ei, Gewürze,	336	80
		1 EL Öl	336	80
		10 dag Endiviensalat mit 1 KL Öl	231	55
	N	1/8 l Karottensaft	42	10
	A	10 dag warmer Leberkäse	1.134	270
		5 dag Essiggurke, 5 dag Tomate	84	20
		1 St. Knäckebrot	126	30
			5.040	1.200

8. Woche			kJ	kcal
1. Tag	F	Kaffee oder Tee mit 5 EL Magermilch	126	30
		1 Scheibe Vollkornbrot (4,5 dag)	462	110
		1 weiches Ei	378	90
		1 dag Butter	336	80
		1 Tomate (5 dag)	42	10
	V	1 Mageryoghurt (15 dag)	252	60
	M	Gegrillter Spieß:		
		10 dag Schweins- bzw. Rindslungenbraten,	504	120
		5 dag Schweinsleber,	294	70
		Gurken- und Paprikastücke	42	10
		Gemischter Salat mit 1 KL Öl	420	100
	N	1 Birne (12 dag)	336	80
	A	1 Teller Tomatensauce	756	180
		30 dag gekochter (ungeschälter) Reis	1.092	260
			5.040	1.200
2. Tag	F	1/4 l Vollmilch	672	160
		1 Scheibe Vollkornbrot (4,5 dag)	462	110
		1 dag Butter	336	80
		Tomatenscheiben (5 dag)	42	10
	V	1 Apfel (12 dag)	252	60
	M	10 dag Kalbsbratwürstel	1.449	345
		1 EL Öl zum Braten und für den Schmarren	336	80
		von 10 dag Kartoffeln mit gerösteten Zwiebeln	441	105
		20 dag Sauerkraut ohne Fett	210	50
	N	1/8 l Grapefruitsaft	126	30
	A	1 Scheibe Vollkornbrot (4,5 dag)	462	110
		7 dag Magertopfen	252	60
			5.040	1.200
3. Tag	F	Kaffee oder Tee mit 5 EL Magermilch	126	30
		1 Scheibe Vollkornbrot (4,5 dag)	462	110
		5 dag Lachsschinken	294	70
		5 dag Gurke in Scheiben	21	5
	V	1/4 l Magermilch	462	110
	M	15 dag Brathering	1.512	360
		10 dag Kartoffeln	357	85
		10 dag grüner Salat mit 1 KL Öl	168	40
	N	1 kl. Banane (10 dag)	420	100
	A	Rindfleischsalat:		
		10 dag mageres gekochtes Rindfleisch,	504	120
		5 dag Zwiebel,	84	20
		1 KL Öl, Essig	168	40
		1 Scheibe Vollkornbrot (4,5 dag)	462	110
			5.040	1.200

			kJ	kcal
4. Tag	F	Kaffee oder Tee mit 5 EL Magermilch	126	30
		1 Scheibe Vollkornbrot (4,5 dag)	462	110
		1 dag Butter	336	80
		1 KL Marmelade	84	20
	V	3 Mandarinen (à 5 dag)	252	60
	M	1 Teller Erbsensuppe	294	70
		1 Paar Frankfurter	1.092	260
		1 Semmel oder 1 Vollkornbrot (4,5 dag)	462	110
	N	1 Biskuitroulade (4 dag)	504	120
	A	½ Grillhuhn (20 dag)	1.218	290
		5 dag grüner Salat mit 1 KL Öl	210	50
			5.040	1.200
5. Tag	F	Kaffee oder Tee mit 5 EL Magermilch	126	30
		1 Scheibe Vollkornbrot (4,5 dag)	462	110
		1 weiches Ei	378	90
		3 dag Cottage Cheese	168	40
	V	1 Apfel (12 dag)	252	60
	M	1 Kalbskotelett (20 dag Fleisch)	1.050	250
		1 KL Öl	168	40
		10 dag gekochter Reis	378	90
		20 dag Endiviensalat mit 1 KL Öl	315	75
	N	Vanillesauce:		
		¼ l Magermilch, Süßstoff,	462	110
		½ Pkt. Vanillecremepulver	252	60
	A	Gurkeneintopf:		
		10 dag Corned beef,	630	150
		1 KL Öl,	168	40
		5 dag Zwiebel,	84	20
		½ rote Paprikaschote (6 dag),	63	15
		20 dag Gurke,		
		Salz, Pfeffer, Edelsüßpaprika, Dill	84	20
			5.040	1.200
6. Tag	F	Kaffee oder Tee mit 5 EL Magermilch	126	30
		1 Scheibe Vollkornbrot (4,5 dag)	462	110
		5 dag Corned beef	315	75
		3 dag Cottage Cheese	168	40
		1 Tomate (5 dag)	42	10
	V	1 Orange (12 dag geschält)	252	60
	M	Wurstschüsserl:		
		10 dag Extrawurst,	1.386	330
		1 Ei,	378	90
		1 KL Öl, Salz, Pfeffer, Schnittlauch	168	40
		1 Portion gemischter Salat	399	95
	N	1 Apfel (12 dag)	252	60

8. Woche			kJ	kcal
6. Tag	**A**	5 dag Corned beef	315	75
		20 dag Spinat	210	50
		1 EL Einbrenn	210	50
		10 dag Kartoffeln	357	85
			5.040	1.200
7. Tag	**F**	Kaffee oder Tee mit 5 EL Magermilch	126	30
		1 Scheibe Vollkornbrot (4,5 dag)	462	110
		5 dag Magertopfen	189	45
		1 Radieschen (4 dag)	42	10
	V	10 dag Weintrauben	294	70
	M	25 dag Kaiserschmarren aus Magermilch ohne Zucker (flüssiger Süßstoff), wenig Öl	1.974	470
		Apfelmus aus 25 dag Äpfeln ohne Zucker (Süßstoff)	504	120
	N	15 dag Kohlrabi	84	20
	A	1 Scheibe Vollkornbrot (4,5 dag)	462	110
		5 dag Roastbeef	546	130
		5 dag Topfen (20 %)	231	55
		15 dag Tomaten	126	30
			5.040	1.200

9. Woche			kJ	kcal
1. Tag	F	Kaffee oder Tee		
		1 Scheibe Vollkornbrot (4,5 dag)	462	110
		3 dag Gervais (60 %)	504	120
		1 Tomate (5 dag)	42	10
	V	20 dag Karotten	294	70
	M	Truthahnkeule:		
		12 dag Fleisch	1.155	275
		1 KL Öl	168	40
		20 dag Blaukraut	252	60
		1 Bratapfel (10 dag)	210	50
		10 dag Kartoffeln	357	85
	N	1/4 l Magermilch	462	110
	A	1 Scheibe Vollkornbrot (4,5 dag)	462	110
		1 dag Butter	336	80
		2 EL Kaviar	252	60
		8 dag Radieschen	84	20
			5.040	1.200
2. Tag	F	Kaffee oder Tee mit 5 EL Magermilch	126	30
		1 Scheibe Vollkornbrot (4,5 dag)	462	110
		5 dag Magertopfen	189	45
		1 KL Marmelade	84	20
	V	1 Birne (15 dag)	378	90
	M	Risipisi:		
		10 dag Schweinslungenbraten,	714	170
		1 KL Öl,	168	40
		5 dag Zwiebel,	84	20
		5 dag Reis,	735	175
		10 dag Erbsen, Salz, Pfeffer	399	95
		20 dag Endiviensalat mit 1 KL Öl	315	75
	N	1 Mageryoghurt (15 dag)	252	60
	A	1 Scheibe Vollkornbrot (4,5 dag)	462	110
		10 dag Putenwurst	630	150
		1 Tomate (5 dag)	42	10
			5.040	1.200
3. Tag	F	Kaffee oder Tee mit 5 EL Magermilch	126	30
		1 Scheibe Vollkornbrot (4,5 dag)	462	110
		1 weiches Ei	378	90
		1 dag Butter	336	80
		1/2 Paprikaschote (6 dag)	63	15
	V	1/8 l Tomatensaft	126	30
	M	15 dag Zander	588	140
		1 dag Butter oder EL Öl	336	80
		10 dag Kartoffeln	357	85
		25 dag Gurkensalat mit 1 KL Öl	273	65

			kJ	kcal
3. Tag	**N**	1 Orange (12 dag ohne Schale)	252	60
	A	Käseplatte:		
		3 dag Camembert (30 %),	294	70
		3 dag Edamer (40 %),	504	120
		3 dag Emmentaler (45 %),	546	130
		1/2 Paprikaschote (6 dag),	63	15
		10 dag Tomaten	84	20
		2 St. Knäckebrot	252	60
			5.040	1.200
4. Tag	**F**	Kaffee oder Tee mit 5 EL Magermilch	126	30
		1 Scheibe Vollkornbrot (4,5 dag)	462	110
		5 dag Preßschinken	588	140
		2 Radieschen (8 dag)	84	20
	V	Kompott von 15 dag Marillen (Süßstoff)	378	90
	M	1 Hamburger mit Käse	1.512	360
		1 gegrillte Tomate (10 dag)	84	20
		Salat von 20 dag Kartoffeln mit 5 dag Zwiebeln und 1 KL Öl	966	230
	N	1/8 l Karottensaft	42	10
	A	30 dag gekochte Fisolen	378	90
		1 dag zerlassene Butter	336	80
		10 dag Tomaten	84	20
			5.040	1.200
5. Tag	**F**	Kaffee oder Tee mit 5 EL Magermilch	126	30
		Birchermüsli:		
		1 geriebener Apfel (12 dag),	252	60
		1 dag Rosinen,	126	30
		1 zerkleinerte Walnuß,	126	30
		3 EL Haferflocken,	252	60
		1 Mageryoghurt, Zitronensaft, Süßstoff	252	60
	V	1 Kiwi	168	40
	M	Kalbssteak (15 dag)	840	200
		1 KL Öl	168	40
		10 dag Kartoffeln	357	85
		Gemischter Salat mit 1 KL Öl	420	100
	N	1 St. Obsttorte (9 dag)	504	120
	A	Beef tartar:		
		10 dag faschierter Rindslungenbraten	630	150
		1 kl. Ei, Zwiebel und Gewürze	420	100
		10 dag Tomaten	84	20
		1 Essiggurke (7 dag)	63	15
		2 St. Knäckebrot	252	60
			5.040	1.200

9. Woche			kJ	kcal
6. Tag	F	Kaffee oder Tee mit 5 EL Magermilch	126	30
		1 Scheibe Vollkornbrot (4,5 dag)	462	110
		1 weiches Ei	378	90
		5 dag Magertopfen	189	45
		1 Tomate (5 dag)	42	10
	V	1 Apfel (12 dag)	252	60
	M	10 dag Leberkäse, gebacken,	1.470	350
		1 KL Öl	168	40
		15 dag Kartoffelpüree	567	135
		20 dag Rote-Rüben-Salat	462	110
	N	1/8 l Grapefruitsaft	126	30
	A	3 dag Quargel	252	60
		1 Scheibe Vollkornbrot (4,5 dag)	462	110
		8 dag Radieschen	84	20
			5.040	1.200
7. Tag	F	1/4 l Vollmilch	672	160
		6 EL (2,5 dag) Cornflakes	420	100
		Süßstoff		
	V	3 Mandarinen (15 dag)	252	60
	M	15 dag Tafelspitz	1.386	330
		Semmelkren von 1 Semmel		
		oder 20 dag Kartoffeln	714	170
		10 dag grüner Salat (1 KL Öl)	252	60
	N	Kaffee mit 5 EL Magermilch	126	30
	A	1 Scheibe Vollkornbrot (4,5 dag)	462	110
		1 dag Butter	336	80
		3 dag Tilsiter (30 %)	378	90
		1 Tomate (5 dag)	42	10
			5.040	1.200

10. Woche			kJ	kcal
1. Tag	F	Kaffee oder Tee mit 5 EL Magermilch	126	30
		1 Scheibe Vollkornbrot (4,5 dag)	462	110
		3 dag Doppelrahm-Streichkäse (60 %)	441	105
		1 Tomate (5 dag)	42	10
	V	1 Birne (15 dag)	378	90
	M	20 dag Hühnerleber	1.260	300
		5 dag Zwiebel	84	20
		1 EL Öl	336	80
		1 dag Mehl zum Stauben	147	35
		25 dag gedünstete Fisolen	315	75
	N	Apfelmus von 15 dag Äpfeln (Süßstoff)	252	60
	A	1 Scheibe Vollkornbrot (4,5 dag)	462	110
		0,5 dag Butter	147	35
		3 dag Gorgonzola (50 %)	546	130
		1 Radieschen (4 dag)	42	10
			5.040	1.200
2. Tag	F	Kaffee oder Tee mit 5 EL Magermilch	126	30
		1 Scheibe Vollkornbrot (4,5 dag)	462	110
		5 dag Preßschinken	588	140
		1 Tomate (5 dag)	42	10
	V	1 Apfel (12 dag)	252	60
	M	20 dag gebackene Champignons (roh gewogen)	1.323	315
		Gemischter Salat mit 1 KL Öl	420	100
	N	1 Mageryoghurt (15 dag)	252	60
	A	Schweizer Salat:		
		5 dag kleingeschnittene Extrawurst,	693	165
		4 dag kleingeschnittener Tilsiter (30 %),	504	120
		Zwiebel, Salz, Pfeffer, Essig,	42	10
		5 dag Essiggurke und 5 dag Tomate	84	20
		2 St. Knäckebrot	252	60
			5.040	1.200
3. Tag	F	Kaffee oder Tee mit 5 EL Magermilch	126	30
		1 Scheibe Vollkornbrot (4,5 dag)	462	110
		5 dag Topfen (20 %)	231	55
		1 EL Marmelade	210	50
	V	1 Orange (12 dag geschält)	252	60
	M	15 dag gebratener Karpfen	546	130
		1 EL Öl	336	80
		10 dag Kartoffeln	357	85
		20 dag Rettichsalat mit 1 KL Öl	420	100
	N	1 Yoghurt (1 % Fett)	420	100
		10 dag Heidelbeeren ohne Zucker	252	60
	A	15 dag Apfelstrudel	1.428	340
			5.040	1.200

10. Woche			kJ	kcal
4. Tag	F	Kaffee oder Tee mit 5 EL Magermilch	126	30
		1 Scheibe Vollkornbrot (4,5 dag)	462	110
		3 dag Camembert (30 %)	294	70
		1/2 Paprikaschote (6 dag)	63	15
	V	1/4 l Magermilch	462	110
	M	10 dag Leberwurst	1.890	450
		1 KL Öl	168	40
		10 dag Kartoffeln	357	85
		20 dag Sauerkraut	210	50
	N	1 Kiwi	168	40
	A	5 dag Jagdwurst ohne Fett anrösten	630	150
		20 dag in Scheiben geschnittene Zucchini	210	50
			5.040	1.200
5. Tag	F	Kaffee oder Tee mit 5 EL Magermilch	126	30
		1 Scheibe Vollkornbrot (4,5 dag)	462	110
		1 weiches Ei	378	90
		3 dag Lachsschinken	168	40
		2 Radieschen (8 dag)	84	20
	V	1 Joghurella	630	150
	M	15 dag Rumpsteak	924	220
		1 KL Öl	168	40
		1 gegrillte Tomate (5 dag)	42	10
		20 dag gedünsteter Kohlrabi	126	30
	N	1 Stamperl Eierlikör	210	50
	A	1 Schinken-Käse-Toast:		
		2 Scheiben Toastbrot,	672	160
		0,5 dag Butter,	168	40
		1 Blatt Preßschinken (2,5 dag),	294	70
		3 dag Edamer (40 %)	504	120
		10 dag Tomaten	84	20
			5.040	1.200
6. Tag	F	Kaffee oder Tee mit 5 EL Magermilch	126	30
		1 Scheibe Vollkornbrot (4,5 dag)	462	110
		1 dag Butter	336	80
		10 dag Tomatenscheiben	84	20
	V	1 Tasse (Teller) Bouillon	294	70
	M	15 dag gegrillte Schweinsmedaillons	882	210
		10 dag Kartoffeln	357	85
		Letscho von 5 dag Zwiebeln, 1 KL Öl, 15 dag grünen Paprika und 15 dag Tomaten	504	120
	N	3 Mandarinen (15 dag)	252	60
	A	1 Käsekrainer	1.470	350
		25 dag Gurkensalat mit 1 KL Öl	273	65
			5.040	1.200

10. Woche			kJ	kcal
7. Tag	F	1/4 l Magermilch, Süßstoff	462	110
		2,5 dag Cornflakes (6 EL)	420	100
	V	1 Apfel (12 dag)	252	60
	M	Schinkensteak von 10 dag Schinken	1.176	280
		10 dag Kartoffeln	357	85
		20 dag Spinat Natur	210	50
	N	6 St. Maroni	441	105
	A	10 dag warmer Leberkäse	1.134	270
		1 Semmel	462	110
		10 dag Tomaten	84	20
		5 dag Essiggurke	42	10
			5.040	1.200

11. Woche			kJ	kcal
1. Tag	F	Kaffee oder Tee mit 5 EL Magermilch	126	30
		1 Scheibe Vollkornbrot (4,5 dag)	462	110
		1 Spiegelei mit 1 KL Butter	546	130
	V	1/4 l Orangensaft	420	100
	M	20 dag gegrillte Kalbsleber	1.218	290
		20 dag gedünsteter Karfiol	252	60
		10 dag Endiviensalat mit 1 KL Öl	252	60
	N	1 Birne (15 dag)	378	90
	A	10 dag Roastbeef	462	110
		1 Scheibe Vollkornbrot (4,5 dag)	462	110
		10 dag Tomaten	84	20
		1/8 l leichter Weißwein	378	90
			5.040	1.200
2. Tag	F	Kaffee oder Tee mit 5 EL Magermilch	126	30
		1 Scheibe Vollkornbrot (4,5 dag)	462	110
		3 dag Gervais (60 %)	504	120
		1 Radieschen (4 dag)	42	10
	V	1 Banane (15 dag)	588	140
	M	1/2 Grillhuhn	1.218	290
		15 dag gegrillte Tomaten	126	30
		20 dag Spargelsalat mit Zitronensaft, Salz, Pfeffer und Senf	210	50
	N	Gebratener Paradiesapfel: 1 EL Rosinen (in 1 KL Rotwein eine halbe Stunde quellen lassen), 1 KL Honig, 1 Messerspitze Butter in einen ausgestochenen, geschälten, mittelgroßen säuerlichen Apfel füllen (ca. 15 Min. im Backofen braten)	546	130
	A	Gemischter Salat	399	95
		10 dag Krabben	357	85
		1 Scheibe Vollkornbrot (4,5 dag)	462	110
			5.040	1.200
3. Tag	F	1/4 l Vollmilch	672	160
		1 KL Honig	126	30
		5 EL Haferflocken (2,5 dag)	420	100
	V	1 Apfel (12 dag)	252	60
	M	Gebratene Forelle (15 dag)	672	160
		1 EL Butter (1,5 dag)	462	110
		10 dag Kartoffeln	357	85
		20 dag Gurkensalat mit 1 KL Öl	252	60
	N	Mokkatopfencreme: 10 dag Magertopfen, 2 EL Magermilch, 1 KL löslicher Kaffee, flüssiger Süßstoff, Fruchtmark einer halben Vanillestange	420	100

11. Woche			kJ	kcal
3. Tag	A	Scheiterhaufen:		
		1 Semmel,	462	110
		1 Ei,	378	90
		3 EL Magermilch, flüssiger Süßstoff, Zimt,	84	20
		1 dag Rosinen	105	25
		Apfelmus von 20 dag Äpfeln (Süßstoff)	378	90
			5.040	1.200
4. Tag	F	Kaffee oder Tee mit 5 EL Magermilch	126	30
		1 Scheibe Vollkornbrot (4,5 dag)	462	110
		5 dag Preßschinken	588	140
		1 Tomate (5 dag)	42	10
	V	1 Kiwi	168	40
	M	15 dag gebackenes Kaninchen	1.260	300
		1 EL Öl	336	80
		10 dag Kartoffeln	357	85
		20 dag Fisolensalat mit 1 KL Öl	420	100
	N	Saft einer Grapefruit	126	30
	A	1 Scheibe Toastbrot (3 dag)	336	80
		20 dag geröstete, in Scheiben geschnittene Champignons mit 1 KL Butter	714	170
		2 dag angebratener Lachsschinken	105	25
			5.040	1.200
5. Tag	F	Kaffee oder Tee mit 5 EL Magermilch	126	30
		1 Scheibe Vollkornbrot (4,5 dag)	462	110
		1 weiches Ei	378	90
		3 dag Lachsschinken	168	40
		1 Tomate (5 dag)	42	10
	V	1 Yoghurt mit flüssigem Süßstoff und Zitronensaft (1 % Fett)	420	100
	M	Wildschweinbraten: 25 dag Wildschweinlende, 1 KL Öl zum Anbraten, 1/10 l Bier und 1/10 l Wasser zum Aufgießen, Zwiebel, Kümmel, 1 Spritzer Ingwersirup, Pfeffer, Salz, Zucker, gegen Ende der Bratzeit 1 Scheibe Vollkornbrot fein zerbröckelt in die Sauce geben und fertigbraten	1.365	325
		20 dag Krautsalat ohne Fett	126	30
	N	Topfenauflauf für 2 Personen: 25 dag Magertopfen mit 1 Eigelb, 1 EL Grieß, Saft einer halben Zitrone und flüssigem Süßstoff cremig rühren, Schnee (1 Ei) und 5 EL Himbeeren oder Erdbeeren (ohne Zucker!), 1 KL Öl für Form, 45 Min. bei 200° C backen; für 1 Person	693	165

			kJ	kcal
5. Tag	**A**	Kalte Platte:		
		5 dag Lachsschinken,	294	70
		1 Scheibe Vollkornbrot (4,5 dag),	462	110
		5 dag Liptauer aus Magertopfen,	189	45
		1/2 gekochtes Ei,	189	45
		10 dag Tomaten,	84	20
		5 dag Essiggurke	42	10
			5.040	1.200
6. Tag	**F**	Kaffee oder Tee mit 5 EL Magermilch	126	30
		1 Scheibe Vollkornbrot (4,5 dag)	462	110
		1 dag Butter	336	80
		1 EL Marmelade	168	40
	V	1/4 l Magermilch	462	110
	M	Spinatomelette:		
		Fülle:		
		10 dag Spinat,	105	25
		1 EL Öl,	336	80
		1 zerdrückte Knoblauchzehe,		
		1 EL geriebener Parmesan	168	40
		Omelette von 2 Eiern (Pfeffer, Salz),	756	180
		1 EL Öl	336	80
		15 dag Tomatensalat mit 1 KL Öl	294	70
	N	1/8 l Traubensaft	168	40
	A	1 Paar Weißwürstel mit Senf	1.092	260
		1/2 Schnitte Vollkornbrot (2,25 dag)	231	55
			5.040	1.200
7. Tag	**F**	Kaffee oder Tee mit 5 EL Magermilch	126	30
		1 Scheibe Vollkornbrot (4,5 dag)	462	110
		5 dag Topfen (20 %)	231	55
		3 dag Bündner Fleisch	336	80
		1 Tomate (5 dag)	42	10
	V	1 Orange (12 dag ungeschält)	252	60
	M	Gebackener Emmentaler (45 %),	1.092	260
		Panier und 1 EL Öl	609	145
		1 Tomate (5 dag) zum Garnieren	42	10
		15 dag gedünsteter Kohlrabi mit 1 KL Öl	252	60
		1 gemischter Salat mit 1 KL Öl	420	100
	N	1 Kiwi	168	40
	A	1 Schnitte Schwarzbrot (4,5 dag)	504	120
		5 dag Beef tartar	315	75
		1/2 Ei, Gewürze	189	45
			5.040	1.200

12. Woche			kJ	kcal
1. Tag	F	Kaffee oder Tee mit 5 EL Magermilch	126	30
		1 Scheibe Vollkornbrot (4,5 dag)	462	110
		3 dag Butterkäse (50 %)	462	110
		10 dag Tomaten	84	20
	V	1 Apfel (12 dag)	252	60
	M	Fleischomelette:		
		Omelette von 2 Eiern,	756	180
		1 KL Öl,	168	40
		Fülle:		
		10 dag geröstetes Faschiertes	1.197	285
		mit 1 KL Öl,	168	40
		5 dag Zwiebel, Petersilie, Knoblauch,		
		Schnittlauch darüber	84	20
		20 dag grüner Salat mit Zitronensaft,		
		Kräutern und Gewürzen, aber ohne Öl!	147	35
	N	1/8 l Karottensaft	42	10
	A	1 Schnitte Schwarzbrot (4,5 dag)	504	120
		1 dag Butter	336	80
		20 dag Rettich	252	60
			5.040	1.200
2. Tag	F	Kaffee oder Tee mit 5 EL Magermilch	126	30
		1 Scheibe Vollkornbrot (4,5 dag)	462	110
		Eierspeise mit Zwiebel:		
		0,5 dag Butter,	168	40
		5 dag Zwiebel (glasig),	84	20
		1 Ei	378	90
	V	1 Birne (15 dag)	378	90
	M	Pußtaschnitzel:		
		20 dag Schweinsschnitzel (Natur),	1.428	340
		5 dag Zwiebel, Knoblauch,	84	20
		10 dag grüner Paprika und	84	20
		10 dag Tomaten zum Mitdünsten,		
		Salz, Pfeffer, Paprika	84	20
		10 dag Kartoffeln	357	85
		20 dag Endiviensalat mit 1 KL Öl	315	75
	N	10 dag Weintrauben	294	70
	A	Französische Zwiebelsuppe		
		(1 Portion inkl. 1 Toast und Käse)	798	190
			5.040	1.200
3. Tag	F	Kaffee oder Tee mit 5 EL Magermilch	126	30
		1 Scheibe Vollkornbrot (4,5 dag)	462	110
		5 dag Topfen (20 %)	231	55
		1 EL Marmelade	168	40
	V	1 Orange (14 dag geschält)	294	70

12. Woche			kJ	kcal
3. Tag	M	Geröstete Champignons mit Ei:		
		1 EL Öl,	336	80
		5 dag Zwiebel, Petersilie,	84	20
		20 dag blättriggeschnittene Champignons,	546	130
		2 Eier	756	180
		10 dag Kartoffeln	357	85
		20 dag Tomatensalat mit 1 KL Öl	336	80
	N	2 Ananasscheiben	252	60
	A	5 dag Topfen (20 %)	231	55
		5 dag abgetropfte Ölsardinen	504	120
		2 St. Knäckebrot	252	60
		10 dag Radieschen	105	25
			5.040	1.200
4. Tag	F	1/4 l Vollmilch	672	160
		2,5 dag Cornflakes (6 EL)	420	100
		1 KL Honig	126	30
	V	3 Mandarinen (à 5 dag)	252	60
	M	Spaghetti bolognese (1 Portion von 25 dag)	1.470	350
		Gemischter Salat mit 1 KL Öl	420	100
	N	10 dag Heidelbeeren	252	60
		mit 1/2 Yoghurt (1 %) und Süßstoff	210	50
	A	Käsetoast: 1 St. Toastbrot (3 dag),	336	80
		0,5 dag Butter,	168	40
		5 dag Tilsiter (30 %)	630	150
		10 dag Tomaten	84	20
			5.040	1.200
5. Tag	F	Kaffee oder Tee mit 5 EL Magermilch	126	30
		1 Scheibe Vollkornbrot (4,5 dag)	462	110
		3 dag Leberpastete	462	110
		5 dag Tomate	42	10
	V	1 Kiwi	168	40
	M	Gefülltes Naturschnitzel:		
		20 dag Kalbsschnitzel,	924	220
		2,5 dag Preßschinken,	294	70
		2 dag Tilsiter (30 %),	252	60
		1 KL Öl	168	40
		10 dag Kartoffeln	357	85
		20 dag grüner Salat mit 1 KL Öl	315	75
	N	Weinchaudeau:		
		1/16 l Weißwein, 1/16 l Wasser, Süßstoff,	189	45
		1 Eidotter (über Dunst schaumig schlagen)	273	65
	A	20 dag Spinat	210	50
		1 EL Einbrenn	252	60
		1 Spiegelei mit 1 KL Butter	546	130
			5.040	1.200

			kJ	kcal
6. Tag	F	Kaffee oder Tee mit 5 EL Magermilch	126	30
		1 Scheibe Vollkornbrot (4,5 dag)	462	110
		5 dag Preßschinken	588	140
		1 Radieschen (4 dag)	42	10
	V	1/2 Yoghurt (1 %),	210	50
		5 dag Topfen (20 %),		
		Zitronensaft, Süßstoff zu einer Topfencreme		
		vermischen	231	55
	M	Čevapčići:		
		15 dag Tatar, 2 EL Magertopfen, Petersilie,		
		Pfeffer, Senf, Salz, 2,5 dag Zwiebel,		
		2,5 dag grüner Paprika,	1.113	265
		1 EL Öl	336	80
		20 dag Kartoffelsalat	714	170
		mit 1 KL Öl	168	40
	N	1/4 l Marillenkompott (Süßstoff)	336	80
	A	Porreegemüse:		
		1 KL Öl,	168	40
		5 dag Lachsschinkenwürfel,	294	70
		20 dag Porreeringe, Wasser	252	60
			5.040	1.200
7. Tag	F	1/4 l Vollmilch	672	160
		5 EL Haferflocken (2,5 dag)	420	100
		1 KL Honig	126	30
	V	1 Banane (15 dag)	588	140
	M	Paprikahuhn:		
		1 KL Öl,	168	40
		5 dag Zwiebel,	84	20
		15 dag Hühnerfleisch,	924	220
		Salz, Paprika, Wasser, 3 EL Yoghurt	168	40
		10 dag Kartoffeln	357	85
		20 dag Gurkensalat mit 1 KL Öl	252	60
	N	1 Grapefruit (20 dag)	252	60
	A	Karottenauflauf:		
		20 dag geputzte Karotten 8 Min. in Wasser		
		kochen, erkaltet fein reiben,	294	70
		1 Eigelb mit dem Saft einer kl. Orange,	378	90
		2 EL Zucker und Salz schaumig rühren und		
		mit den Karotten vermischen,	168	40
		Schnee unter die Masse ziehen, 30 Min. bei		
		250° C backen	189	45
			5.040	1.200

Nährwerttabelle

Entnommen aus W. Wirths, Kleine Nährwert-Tabelle der Deutschen Gesellschaft für Ernährung e. V., Frankfurt a. M. 1978.

Abkürzungen:
i. D. = im Durchschnitt
i. Tr. = in der Trockenmasse

Lebensmittel tierischer Herkunft

Der eßbare Teil von 100 g eingekaufter Ware enthält:

Lebensmittel	kJ	kcal
Fleisch und Fleischwaren		
Blutwurst	1.785	425
Bratwurst (Kalb)	1.449	345
Bratwurst (Schwein)	1.533	365
Bündner Fleisch	1.121	267
Burenwurst	1.512	360
Corned beef	979	233
Ente	966	230
Extrawurst	1.386	330
Fleischbrühe	71	17
Frankfurter	1.092	260
Gans	1.533	365
Gekörnte Brühe (Instant)	739	176
Gelatine	1.428	340
Hackfleisch (halb und halb)	1.197	285
Hammelfleisch, mittelfett	1.050	250
Hase	525	125
Herz	546	130
Hirn (Kalb)	546	130
Huhn (Brathuhn)	609	145
Hühnerleber	630	150
Jagdwurst	1.428	340
Kalbfleisch, mittelfest	525	125

Lebensmittel	Der eßbare Teil von 100 g eingekaufter Ware enthält: kJ	kcal
Kaninchenfleisch	554	132
Knochen (auskochbarer Wert i. D.)	252	60
Kutteln	407	97
Lachsschinken	588	140
Leber	609	145
Leberkäse	1.134	270
Leberwurst	1.890	450
Lunge	315	75
Mettwurst	2.520	600
Mortadella	1.554	370
Niere	546	130
Pferdefleisch	374	99
Reh	441	105
Rindfleisch, sehr mager	525	125
Rindfleisch, mager	924	220
Rindfleisch, mittelfett	1.071	255
Rindfleisch, fett	1.302	310
Salami	2.310	550
Schinken, gekocht	1.176	280
Schinken, geräuchert, roh	1.680	400
Schweinefleisch, sehr mager	714	170
Schweinefleisch, mager	882	210
Schweinefleisch, mittelfett	1.512	360
Schweinefleisch, fett	1.617	385
Schweinefleisch, sehr fett	1.830	450
Speck, durchwachsen	2.772	660
Speck, fett	3.612	860
Truthahn	966	230
Weißwurst	1.092	260

Lebensmittel	Der eßbare Teil von 100 g eingekaufter Ware enthält: kJ	kcal
Wildgeflügel i. D.	504	120
Zunge (Rind)	945	225
Fische und Fischwaren		
Aal	1.260	300
Aal, geräuchert	1.428	340
Brathering	979	233
Fischstäbchen	533	127
Forelle (Bach-, Regenbogenforelle)	449	107
Hecht	365	87
Heilbutt	559	133
Hering	1.008	240
Hering, mariniert (Bismarckhering)	840	200
Heringsfilet in Tomaten	924	220
Kabeljau, Dorsch	336	80
Karpfen	365	87
Kaviar	1.260	300
Krabben	420	100
Lachs	924	220
Ölsardinen	1.008	240
Rollmops	840	200
Scholle	336	80
Thunfisch in Öl	1.302	310
Weinbergschnecken	336	80
Zander	395	94
Eier		
Hühnerei	630	150
Hühnereidotter (Flüssigeigelb)	1.583	377
Hühnereiklar (Flüssigeiweiß)	231	55
Hühnervollei, getrocknet (Trockenvollei)	2.575	613

Lebensmittel	Der eßbare Teil von 100 g eingekaufter Ware enthält: kJ	kcal
Milch und Milcherzeugnisse		
Buttermilch	151	36
Camembert (45 % Fett i. Tr.)	1.260	300
Doppelrahmfrischkäse (60 % Fett i. Tr.)	1.491	355
Edamer Käse, fett (40 % Fett i. Tr.)	1.680	400
Eiscreme	861	205
Entrahmte Milch (Magermilch)	147	35
Hartkäse, dreiviertelfett (30 % Fett i. Tr.)	1.172	279
Hartkäse, vollfett (45 % Fett i. Tr.)	1.562	372
Joghurt aus entrahmter Milch	168	40
Kondensmilch, ungezuckert (7,5 % Fett)	575	137
Kondensmilch (10 % Fett)	760	181
Kondensmilch (entrahmt)	361	86
Kuhmilch, 3,5 % Fett (Vollmilch)	277	66
Kuhmilch (Roh-, Vorzugsmilch)	294	70
Magerkäse (unter 10 % Fett i. Tr.)	806	192
Sahne (Rahm)	533	127
Schlagsahne mit 30 % Fett	1.268	302
Schmelzkäse (45 % Fett i. Tr.)	1.281	305
Schmelzkäse, halbfett	878	209
Teilentrahmte (fettarme) Milch	189	45
Topfen (mager)	370	88
Topfen (20 % Fett i. Tr.)	462	110
Topfen (40 % Fett i. Tr.)	672	160
Trockenmagermilch (Magermilchpulver)	1.554	370
Trockenvollmilch (Pulver)	2.100	500
Vollmilch-Joghurt	311	74
Weichkäse, halbfett (20 % Fett i. Tr.)	819	195

Lebensmittel	Der eßbare Teil von 100 g eingekaufter Ware enthält: kJ	kcal
Öle und Fette (pflanzliche und tierische)		
Butter	3.079	733
Lebertran	3.982	948
Margarine	3.079	733
Mayonnaise (80 % Fett)	3.192	760
Mayonnaise	2.138	509
Olivenöl	3.893	927
Rindertalg	3.868	921
Schweineschmalz	3.977	947
Sonnenblumenöl	3.898	928

Lebensmittel pflanzlicher Herkunft

Lebensmittel	kJ	kcal
Getreideerzeugnisse		
Biskuit	1.852	441
Corn-flakes	1.680	400
Eierteigwaren (Nudeln, Makkaroni, Spaghetti u. ä.)	1.596	380
Gebundene Suppen mit Getreideerzeugnissen	1.617	385
Gebundene Suppen mit Hülsenfrüchten	1.659	395
Gerstengraupen	1.558	371
Haferflocken	1.688	402
Klare Suppen mit Einlagen	1.470	350
Knäckebrot	1.575	375
Kuchen i. D.	1.319	314
Maisstärkemehl	1.541	367

Lebensmittel	Der eßbare Teil von 100 g eingekaufter Ware enthält: kJ	kcal
Mischbrot (Roggen, Weizen)	1.058	252
Puddingpulver	1.537	366
Reis, poliert	1.470	350
Roggenbrot	1.121	267
Roggenmehl, Type 1150	1.495	356
Roggenvollkornbrot	1.025	244
Semmelbrösel	1.478	352
Semmeln	1.155	275
Vollreis	1.512	360
Weizengrieß	1.554	370
Weizenmehl, Type 1050	1.554	370
Weizenmehl, Type 550	1.554	370
Weizenvollkornbrot	1.029	245
Zwieback, eifrei	1.693	403
Gemüse		
Blaukraut	126	30
Brokkoli	126	30
Champignons	273	65
Eierschwammerln	59	14
Endivie	76	18
Erbsen, grün	399	95
Erbsen, grün (Konserven)	105	25
Fisolen	126	30
Fisolen, getrocknet	1.378	328
Gemüsekonserven i. D.	151	36
Gurken, ungeschält	38	9
Karfiol	118	28
Karotten	147	35

Lebensmittel	Der eßbare Teil von 100 g eingekaufter Ware enthält: kJ	kcal
Karotten, getrocknet	1.378	328
Kohl	189	45
Kohl, getrocknet	1.491	355
Kohlrabi	59	14
Kohlsprossen	210	50
Kopfsalat	71	17
Kren	420	100
Kürbis	84	20
Lauch	92	22
Paprikafrüchte, -schoten	105	25
Petersilie, Blatt	155	37
Radieschen	105	25
Rettich	126	30
Rhabarber	84	20
Rote Rüben	168	40
Sauerkraut	105	25
Schnittlauch	231	55
Schwarzwurzel	315	75
Sellerie	84	20
Spargel	84	20
Spinat	105	25
Steinpilze	113	27
Steinpilze, getrocknet	1.189	283
Tomaten	84	20
Tomatenketchup	449	107
Tomatenmark	210	50
Weißkraut	63	15
Zwiebel	168	40
Zwiebel, getrocknet	1.420	338

Lebensmittel	Der eßbare Teil von 100 g eingekaufter Ware enthält: kJ	kcal
Kartoffeln		
Kartoffeln ohne Schalen	357	85
Kartoffelknödelmehl	1.407	335
Kartoffelpüree (trocken)	1.533	365
Kartoffelstärkemehl	1.516	361
Pommes frites (erhitzt)	1.554	370
Trockenkartoffeln	1.554	370
Hülsenfrüchte (trocken)		
Bohnen, weiß	1.466	349
Erbsen, gelb, geschält	1.508	359
Linsen	1.512	360
Sojamehl, vollfett (Sojaflocken)	1.970	469
Nüsse		
Erdnüsse, geröstet und geschält	2.730	650
Haselnüsse o. Sch.	2.898	690
Mandeln o. Sch.	2.734	651
Walnüsse o. Sch.	2.961	705
Obst		
Ananas	105	25
Äpfel	210	50
Bananen	390	93
Birnen	252	60
Brombeeren	210	50
Erdbeeren	168	40
Grapefruits	126	30
Heidelbeeren	252	60
Himbeeren	168	40

Lebensmittel	Der eßbare Teil von 100 g eingekaufter Ware enthält: kJ	kcal
Kirschen	252	60
Marillen	252	60
Orangen	164	39
Pfirsiche	202	48
Preiselbeeren	210	50
Ribiseln, rot	168	40
Ribiseln, schwarz	210	50
Stachelbeeren	168	40
Weintrauben	294	70
Zitronen	84	20
Zwetschken	168	40
Trockenobst		
Apfelkompott	332	79
Äpfel	1.172	279
Feigen	1.130	269
Marillen	1.285	306
Obstkonserven i. D.	353	84
Rosinen	1.138	271
Trockenmischobst i. D.	1.159	276
Zwetschken	1.046	249
Süßwaren		
Bienenhonig i. D.	1.281	305
Bonbons i. D.	1.638	390
Kakaopulver, schwach entölt	1.982	472
Marmelade i. D.	1.962	261
Pralinen i. D.	1.919	457
Schokolade (Vollmilch)	2.365	563
Zucker	1.680	400

Lebensmittel	Der eßbare Teil von 100 g eingekaufter Ware enthält: kJ	kcal
Fruchtsäfte		
Apfelsaft	193	46
Brombeersaft	147	35
Grapefruitsaft i. D.	126	30
Himbeersaft, gezuckert	1.201	286
Holundersaft	160	38
Orangensaft	197	47
Ribiselsaft, rot	210	50
Ribiselsaft, schwarz	231	55
Sanddornsaft	109	26
Traubensaft	311	74
Zitronensaft	101	24
Alkoholhaltige Getränke		
Eierlikör	714	170
Malzbier, Malztrunk	218	52
Rotwein	323	77
Trinkbranntwein i. D.	1.050	250
Vollbier, hell	202	48
Vollbier, dunkel	147	35
Weinbrand i. D.	1.008	240
Weißwein	294	70